中国医学临床百家·病例精解

U0348360

中国医科大学附属第一医院

骨科疾病 病例精解

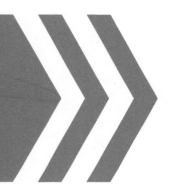

朱 悦 主编

科学技术文献出版社
SCIENTIFIC AND TECHNICAL DOCUMENTATION PRESS
·北京·

图书在版编目（CIP）数据

中国医科大学附属第一医院骨科疾病病例精解/朱悦主编. —北京：科学技术文献出版社，2019.8（2021.3重印）

ISBN 978-7-5189-5814-6

Ⅰ.①中… Ⅱ.①朱… Ⅲ.①骨疾病—病案 Ⅳ.①R68

中国版本图书馆 CIP 数据核字（2019）第 150765 号

中国医科大学附属第一医院骨科疾病病例精解

策划编辑：张博冲　责任编辑：李　丹　张博冲　责任校对：文　浩　责任出版：张志平

出　版　者	科学技术文献出版社
地　　　址	北京市复兴路 15 号　邮编 100038
编　务　部	（010）58882938，58882087（传真）
发　行　部	（010）58882868，58882870（传真）
邮　购　部	（010）58882873
官　方　网　址	www.stdp.com.cn
发　行　者	科学技术文献出版社发行　全国各地新华书店经销
印　刷　者	北京虎彩文化传播有限公司
版　　　次	2019 年 8 月第 1 版　2021 年 3 月第 2 次印刷
开　　　本	787×1092　1/16
字　　　数	246 千
印　　　张	21
书　　　号	ISBN 978-7-5189-5814-6
定　　　价	158.00 元

《中国医科大学附属第一医院骨科疾病病例精解》

编 委 会

主　　编　朱　悦

副 主 编　屠冠军　李良满

编　　者　（按拼音首字母排列）

常　楚　陈　宇　丛　琳　崔　璀　郭　磊

韩　壮　韩继东　韩晓锐　韩亚新　黄　涛

焦　鹰　金　哲　李　杰　李　旭　李长有

梁　栋　梁德勇　刘欣春　孟小童　裴　磊

陶　琳　王　丰　王居强　王岩峰　王玉峰

杨　军　杨茂伟　袁　伟　张杭州　周仁义

朱海涛

主编简介

朱悦教授，医学博士，主任医师，博士生导师，中国医科大学附属第一医院副院长、骨科主任，中国医科大学骨科中心主任，辽宁省脊柱外科疾病诊治中心主任，辽宁省骨科与运动康复临床医学研究中心主任，中国医科大学组织工程研究所副所长，辽宁省临床流行病学与循证医学中心副主任，辽宁省特聘教授，首届"辽宁青年名医"。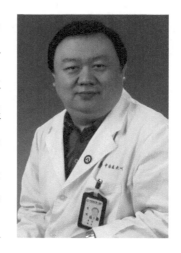

中华医学会骨科学分会委员，中国医师协会骨科医师分会委员，中国康复医学会脊柱脊髓专业委员会委员，SICOT 中国部数字骨科学会常务委员，国家骨科手术机器人应用中心技术指导委员会副主任委员，国家卫生健康委手术机器人临床应用管理专委会委员，辽宁省医学会骨科分会主任委员，辽宁省康复医学会脊柱脊髓专业委员会主任委员，SICOT 中国部数字骨科学会辽宁省数字骨科分会主任委员，沈阳市医师协会骨科医师分会主任委员，《中华骨科杂志》《中国脊柱脊髓杂志》等编委。获辽宁省科技进步二等奖两项，沈阳市科技进步一等奖一项。共主持国家重点研发计划课题 1 项，国家自然基金 4 项，省部级课题 14 项。发表文章 100 余篇，其中 SCI 收录论文 42 篇，主编及主译著作 5 部，担任国家卫生健康委员会"十三五"住院医师规范化培训规划教材《骨科学》副主编，获得国家发明专利 5 项，实用新型专利 3 项。培养博士生 36 名、硕士生 54 名。

从事脊柱外科临床工作 20 余年，着重于颈椎疾病，腰椎退变性疾病及脊柱畸形的手术治疗。

前　言

　　《中国医科大学附属第一医院骨科疾病病例精解》作为临床病例与分析系列丛书之一，汇集了中国医科大学附属第一医院骨科近年来收治的49个典型临床病例，内容涵盖了脊柱外科、创伤外科、关节外科、运动医学外科、骨肿瘤外科、足踝外科、手显外科等7个亚专科，精选了骨与关节退变性疾病、创伤、肿瘤、感染、畸形等方面的典型病例。这些病例既有常见疾病，也有少见病和疑难病。

　　每个病例均从病例介绍、病例分析、病例点评三个方面着手，对疾病的症状体征、辅助检查、诊断、治疗、随访等做了描述介绍，重点对病例特点、诊疗原则、治疗进展等进行分析和点评。旨在通过每一个病例，系统阐述相关知识要点，剖析临床诊疗思路，总结经验教训，努力解除临床医师面对类似病例时普遍存在的困惑或不解。

　　骨科学涉及的内容宽泛而复杂，骨科临床实践也面临着更高的要求和诸多挑战。期盼本书能够帮助临床医师掌握骨科常见疾病的诊疗规范和前沿进展，汲取宝贵临床经验，提升专业技能，努力促进骨科疾病治疗向精准化、微创化、个体化方向发展，提升疗效，更好地服务患者。

　　近年来，科学技术发展日新月异，跨界学科相互渗透融合，众多临床新理念、新模式、新技术应运而生，给骨科疾病的诊断治疗提供广阔的发展空间，本书对相关的新技术和方法也做了适当的介绍，谨供借鉴。

由于时间仓促，专业水平有限，书中存在的纰漏和不妥之处，敬请读者和同道批评指正。

目　录

001　齿样齿突寰枢椎脱位 ……………………………………… 1

002　脊髓型颈椎病 ……………………………………………… 9

003　颈椎后纵韧带骨化症 ……………………………………… 15

004　颈椎骨折脱位 ……………………………………………… 22

005　胸椎管狭窄症 ……………………………………………… 30

006　胸椎肿瘤 …………………………………………………… 37

007　胸椎结核 …………………………………………………… 42

008　胸椎爆裂性骨折 …………………………………………… 50

009　腰椎间盘突出症 …………………………………………… 57

010　腰椎滑脱 …………………………………………………… 63

011　腰椎化脓性骨髓炎 ………………………………………… 71

012　Kümmell 病 ………………………………………………… 77

013　青少年特发性脊柱侧凸 …………………………………… 83

014　强直性脊柱炎脊柱后凸 …………………………………… 91

015　肱骨近端骨折 ……………………………………………… 97

016　肱骨髁部骨折 ……………………………………………… 102

017　桡骨小头骨折 ……………………………………………… 109

018　Colles 骨折 ………………………………………………… 116

019　骨盆髋臼骨折 ……………………………………………… 121

020　股骨颈骨折 ………………………………………………… 127

021　股骨粗隆间骨折（A2 型）………………………………… 132

022　股骨粗隆间骨折（A3 型）………………………………… 140

023　股骨粗隆下骨折 …………………………………………… 149

024　股骨髁骨折 ………………………………………………… 158

025　胫骨平台骨折 ……………………………………………… 164

026　Pilon 骨折 …………………………………………………… 169

027　胫骨骨折术后不愈合 ……………………………………… 175

028　胫骨骨折术后感染、慢性骨髓炎 ………………………… 181

029　先天性髋关节发育不良 …………………………………… 186

030　股骨头无菌性坏死 ………………………………………… 192

031　膝关节骨性关节炎 ………………………………………… 198

032　膝关节外翻畸形 …………………………………………… 204

033　髌骨习惯性脱位伴髌骨骨折 ……………………………… 212

034　人工全髋关节置换术后假体松动 ………………………… 218

035　膝关节半月板损伤 ………………………………………… 224

036　肩袖损伤 …………………………………………………… 230

037　髋关节撞击综合征 ………………………………………… 237

038　膝关节多发韧带损伤 ……………………………………… 242

039　桡骨远端骨巨细胞瘤 ……………………………………… 249

040　股骨髁部骨巨细胞瘤 ……………………………………… 258

041　骨盆骨纤维异常增殖症 …………………………………… 263

042　踝关节创伤性关节炎 ……………………………………… 269

043　踝关节骨折畸形愈合并软骨损伤 ………………………… 278

044　足姆外翻 …………………………………………………… 285

045　先天性马蹄内翻足 ………………………………………… 291

046　踝关节韧带损伤 …………………………………………… 298

047　跟骨骨折 …………………………………………………… 303

048　三角纤维软骨复合体损伤 ………………………………… 309

049　复杂开放性手外伤 ………………………………………… 315

附录 ……………………………………………………………… 323

　　中国医科大学附属第一医院简介 ………………………… 323

　　中国医科大学附属第一医院骨科简介 …………………… 326

001
齿样齿突寰枢椎脱位

📋 病例介绍

（一）临床表现

患者，女，35 岁。

主诉：颈部疼痛不适伴四肢无力 1 年。

现病史：患者 1 年前无明显诱因出现颈部疼痛不适感，未系统诊治，症状逐渐加重，并出现四肢无力症状，来我院门诊就诊，睡眠、饮食及二便正常。

专科查体：颈部压痛阳性，四肢肌力 4～5 级，感觉正常，生理反射存在，病理反射未引出。

（二）影像学检查

颈椎正侧位 X 线：侧位片可见寰枢椎脱位（图 1.1）。

笔记

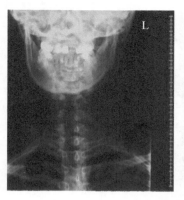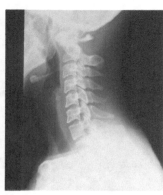

图 1.1　颈椎正侧位 X 线片

颈椎前屈后伸位 X 线：可见寰枢椎动态不稳定（图 1.2）。

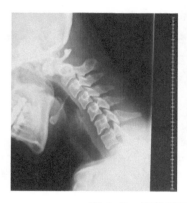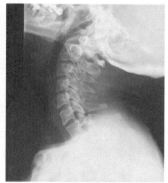

图 1.2　颈椎前屈后伸位 X 线片

颈椎 CT 三维重建（3D-CT）带血管重建：可见齿样齿突，寰枢椎旁血管走行密集（图 1.3）。

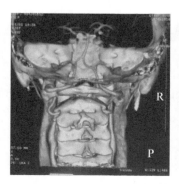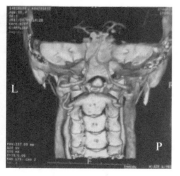

图 1.3　颈椎 3D-CT 带血管重建

笔记

颈椎 MRI：可见延髓脊髓角大于 135°，脊髓受压改变（图 1.4）。

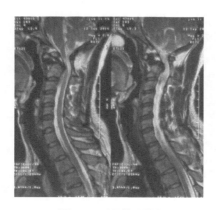

图 1.4 颈椎 MRI

（三）诊断

齿样齿突，寰枢椎脱位。

（四）治疗概要

患者入院后完善术前检查，术前行颅骨牵引试行复位，无手术禁忌证，于全麻下行后路切开复位寰枢椎椎弓根钉棒系统融合内固定术。术中全麻后颅骨牵引下进行复位（图 1.5）。术中采用后路正中切口显露寰枢椎后方结构，具体包括枕骨大孔上缘、寰椎后弓、枢椎棘突、椎板及两侧侧块（图 1.6），显露过程中要密切注意神经及大血管解剖位置及走行，细致操作，避免神经血管损伤。于寰椎及枢椎双侧置入椎弓根钉，C 形臂透视螺钉位置（图 1.7），取长度合适的钛棒预弯、加压固定（图 1.8），取合适大小三面皮质自体髂骨及适量松质骨进行植骨融合（图 1.9），注意打磨寰椎后弓、枢椎棘突、椎板及侧块骨膜制作充分的植骨床。术后复查颈椎正侧位 X 线显示：复位满意、内固定位置良好（图 1.10）。

笔记

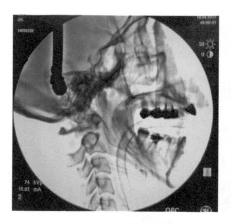

图 1.5　术中全麻后颅骨牵引下进行复位

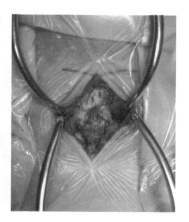

图 1.6　术中采用后路正中切口显露寰枢椎后方结构

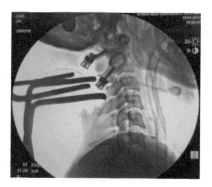

图 1.7　于寰椎及枢椎双侧置入椎弓根钉，C 形臂透视螺钉位置

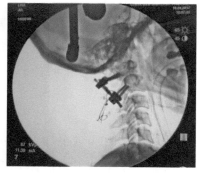

图 1.8　取长度合适的钛棒预弯、加压固定

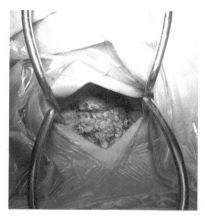

图 1.9　取合适大小三面皮质自体髂骨及适量松质骨进行植骨融合

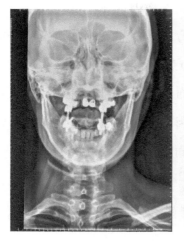
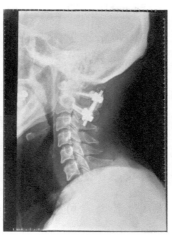

图 1.10　术后复查颈椎正侧位 X 线片

（五）术后随访

术后 1 年复查颈椎正侧位 X 线：内固定位置良好（图 1.11）。

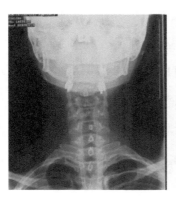
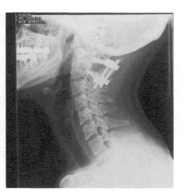

图 1.11　术后 1 年复查颈椎正侧位 X 线片

病例分析

齿样齿突，又称游离齿突小骨（os odontoideum，OsO），是指具有光滑硬化边缘的类圆形小骨取代了正常的齿状突，与枢椎椎体之间无骨性连接，呈游离状，常常伴有寰枢椎动态不稳、脱位，椎管狭窄，脊髓受压。对于齿样齿突的病因存在争议，一种观点认为是先天性的，常常发生在先天发育异常的患者中如唐氏综合征、枕颈融合或短颈畸形等；另一种观点认为是获得性的，即外伤学说，认为幼年时期外伤导致齿突尖缺血性坏死超过数月或数年，随着生长，翼状韧带向上牵拉小骨形成齿样齿突。因此，创伤后导致齿状突骨化中心融合失败是最可能的病因。

齿样齿突患者的临床表现不一，有的患者只有潜在不稳，没有临床症状，这些患者可终生存在畸形而不发病。亦可表现为颈痛、斜颈，随着年龄增长和颈椎退变，寰枢椎稳定性进一步下降，椎管缓冲和脊髓适应能力进一步丧失，或者由于轻度或重度外伤诱发，形成压迫并出现一系列相关临床症状。由于无特征性的临床表现，该病极易误诊、漏诊。其诊断主要依赖影像学检查，颈椎张口位、正侧位 X 线平片对诊断齿样齿突具有重要作用，当怀疑存在寰枢椎不稳时，颈椎前屈后伸位动力片是有必要的，在颈痛不严重或无神经损伤表现的患者中行动力位片可以认为是安全的。3D-CT 检查可用于排除枕颈部其他骨性异常，可清楚显示寰枢椎结构，并可在此基础上行血管造影检查，以此提供椎动脉行径的详细资料，对手术操作非常有利。颈椎 MRI 可明确在枕颈交界处狭窄情况，评价脊髓受压后信号改变情况。

对有症状，特别是有神经功能损害的患者需行手术治疗。由于病变部位处于颅颈交界处，解剖结构复杂，位置深在，在手术方式选择及操作方面遇到诸多障碍，其手术风险及难度较大。

病例点评

目前对于齿样齿突的治疗尚无统一标准，尤其对于无症状者，

6

选择手术还是保守治疗仍存在争议。任何导致齿突横韧带的损伤将降低寰枢椎的稳定性，虽然还有齿尖韧带、翼状韧带、黄韧带、项韧带、前纵韧带、囊韧带及肌肉纤维组织等均参与维持寰枢椎的稳定性，这些结构也许可以维持平常生活，一旦发生意外，很有可能伤及脊髓，产生严重后果。因此，齿样齿突诊断一旦成立，应积极手术治疗。手术目的为解除枕骨大孔、颅颈移行部压力和重建脊柱的稳定性。

目前，手术方法主要包括枕颈融合术及寰枢椎融合术。枕颈融合术能够较好保持上颈椎的稳定性，但术后颈部各方向活动度丢失较多，且并发症也较多，包括颅内出血、脑脊液漏、感染等。但有时是寰枢椎体压迫了脊髓，术中需广泛切除，破坏了寰枢椎韧带结构，导致枕颈部严重不稳，此时行枕颈融合术就显得十分必要。同时对于那些伴有先天性骨和（或）血管畸形的齿样齿突患者，无法采用寰枢椎固定融合，如寰椎后弓发育细小或缺如、椎动脉走行解剖变异者，仍是一个很好的备选方案。寰枢椎融合术方式也很多，如 Magerl 技术，即经寰枢关节间隙螺钉固定，其力学稳定性得到了肯定。虽然从目前看来，Magerl 技术与经椎弓根或侧块螺钉在融合率上并无差异，但进行 Magerl 技术时，术前寰枢椎必须达到较好的解剖复位。在有些脊柱畸形患者中，比如较严重的颈椎后凸畸形，该类患者的螺钉置入角度难以把握，在颅颈连接部畸形患者中，约1/5 患者存在椎动脉和（或）寰枢椎骨性发育异常，由此限制了 Magerl 技术的应用。在 Magerl 技术基础上发展而来的线缆、爪钉系统等均存在操作难度大、融合率不是很满意等问题，其临床应用受限。寰枢椎"椎弓根"内固定是近年来发展的一种新方法，国内已广泛应用于临床。与其他技术相比，该技术优势明显，由于是在寰枢椎复位前置入螺钉，有利于术中复位，与侧块技术相比，其进钉

笔记

点位置较高，不必显露 C_1 后弓下方的深部结构，引发 C_2 神经根及静脉丛损伤概率较小，术中出血较少，且其螺钉钉道长度较长，螺钉与骨骼接触的界面比后者大，更加牢固，具体手术方法视脱位类型不同而异。齿样齿突伴难复型寰枢椎脱位可先行经口咽前路松解术，术后牵引，缓慢复位，复位后酌情行后路寰枢椎固定术、后路减压寰枢椎固定术或枕颈融合固定术。

虽然寰枢椎融合后，颈椎旋转功能下降 50%，对患者的日常生活产生一定影响，但相对于获得脊柱稳定性和避免潜在的严重脊髓损伤来讲，这样的代价是完全值得的。经后路内固定治疗齿样齿突伴寰枢椎脱位，能达到术后即可稳定的疗效，寰椎椎弓根螺钉技术具有固定节段短、可术中复位、融合率高等特点，是治疗寰枢椎脱位的一种有效手术技术。但寰椎解剖位置险要，术者必须熟悉其解剖结构，具有熟练的上颈椎手术经验，术前针对不同患者实施个体化治疗方案，以免发生手术意外。

（崔　瑾）

002 脊髓型颈椎病

📋 病例介绍

（一）临床表现

患者，男，55岁。

主诉： 双下肢无力致行走困难半年，加重1个月。

现病史： 患者半年前无明显诱因出现双下肢无力致行走困难半年，近1个月进行性加重，保守治疗无效。

专科查体： 颈部活动轻度受限，双手握力减弱，精细活动差；双侧肱二头肌和肱三头肌反射减弱；双下肢肌力Ⅳ级，双侧膝反射和踝反射亢进，双侧Babinski征阳性，双侧Hoffmann征阳性；日本骨科协会评估治疗（JOA）评分11分。

（二）影像学检查

颈椎正侧位 X 线：颈椎退行性变（图 2.1）。

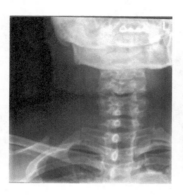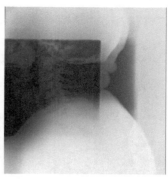

图 2.1　颈椎正侧位 X 线片

颈椎间盘 CT：$C_3 \sim C_6$ 颈间盘突出，项韧带钙化（图 2.2）。

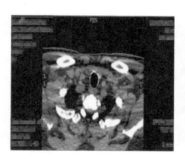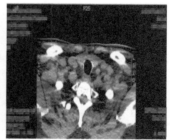

图 2.2　颈椎间盘 CT

颈椎 MRI：$C_4 \sim T_1$ 椎间盘膨出，$C_5 \sim C_6$ 为著并突出，继发脊髓变性，同水平黄韧带增厚，椎管狭窄（图 2.3）。

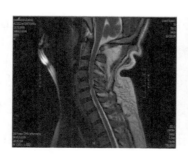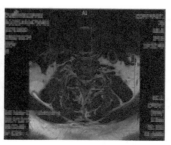

图 2.3　颈椎 MRI

（三）诊断

脊髓型颈椎病。

（四）治疗概要

患者入院后完善术前检查，无手术禁忌证，全麻下行前路颈椎 $C_5 \sim C_6$ 颈间盘切除椎间植骨融合内固定术。术中采用颈部右侧横切口，切开皮肤、皮下组织和颈阔肌。钝性分离颈血管鞘和内脏鞘，依次显露至椎前筋膜及椎间隙，于椎间隙置入定位针，确定 $C_5 \sim C_6$ 间隙，切除 $C_5 \sim C_6$ 椎间盘，以磨钻及刮勺将上下软骨板完全去除。术中要密切注意硬膜，细致操作，避免硬膜损伤。选择 7 号 Cage 椎间融合器，中置自体骨，置入 $C_5 \sim C_6$ 椎间隙，X 线机透视位置深度满意后置入前路钢板螺钉。术后早期下床活动及功能锻炼。

（五）术后随访

患者术后恢复良好，下肢无力症状明显减轻，术后 5 天出院，出院当日 JOA 评分 15 分。术后 3 个月复查颈椎正侧位片提示内固定物位置良好（图 2.4）。

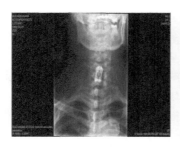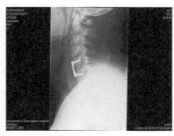

图 2.4　术后颈椎正侧位片

病例分析

脊髓型颈椎病是由于颈椎椎体退化及相邻软组织（如椎间盘突

出、椎体后缘骨刺、后纵韧带骨化、黄韧带肥厚或钙化、椎管狭窄等）的退变造成了对脊髓的直接压迫，加上剧烈运动或长期不良姿势等动态因素的影响，导致脊髓受压或脊髓缺血，继而出现脊髓的功能障碍。在颈椎各个结构中，颈椎间盘退变发生最早。随着椎间盘质地变性，含水量减少，高度下降和周缘突出，椎间盘后部被覆的后纵韧带的增厚骨化，椎体边缘骨质增生，相应椎板间黄韧带及椎间关节应力增加，韧带关节囊增厚，弹性减少，造成椎管径线减少，尤其是前后径，即矢状径的减少构成了脊髓压迫症的静态因素。动态性因素主要是指颈椎的伸屈活动加重脊髓的应力、变形。颈椎伸展时，椎管长度缩短，脊髓松弛，脊髓组织变"短粗"，截面积增大，黄韧带自侧后方折入椎管，纤维环及被覆的后纵韧带后突，脊髓受压增加；颈椎屈曲时，椎管拉长，脊髓变扁、变宽，弓弦作用使其前移，椎管前方的骨赘和突出的椎间盘组织抵压脊髓，加重脊髓损伤。

脊髓型颈椎病的临床表现为四肢麻木、无力、活动不灵、走路时有踩棉花的感觉等，但临床表现因病变脊髓被侵袭的程度、部位和范围而异。感觉障碍多不规律，手臂的麻木多见，但客观上浅痛觉障碍与病变所支配皮节不一定对应，深感觉少有受累者，可有胸或腹束带感，此时常伴有腹壁反射增强。上肢通常多以下运动神经元通路损伤为主，手笨拙，无力，表现为写字、系鞋带和纽扣、用筷子等精细动作困难，随病情发展可有手内在肌萎缩，可出现上位其他上肢肌力减退。Hoffmann 征多显示阳性，可有反向桡反射，即敲击肱桡肌腹或肱二头肌腱致手指快速屈曲，与 Hoffmann 征阳性意义相同，或出现更早。少数高位脊髓病变可有肌张力增高、腱反射亢进等上运动神经元损伤表现。下肢多为上运动神经元通路异常，表现为肌张力不同程度的增高和肌力减弱，膝反射和跟腱反射活跃、亢进，出现踝阵挛、髌阵挛、Babinski 征阳性。肌张力增高、腱反射亢进导致走路不稳，尤其快走易跌倒、步态蹒跚、可出现痉挛步态。脊髓型颈椎病较少引起排尿、排便困难及括约肌功能障碍。

颈椎前路手术方式分为融合性手术与非融合性手术。融合性手术历来被认为是颈椎前路手术方式的金标准，目前常用类型有自体髂骨植骨内固定、钛网钛板内固定、椎间融合器（cage）和新型零切迹椎间融合器。非融合性手术是 20 世纪末出现的一种新方法，目的是保留手术节段运动功能，对年轻患者适用。鉴于脊髓型颈椎病的病理改变，非经手术难以解除脊髓压迫，逆转和自限的机会不多，如果没有手术禁忌证，诊断明确应该认作是手术适应证。术中操作仔细，避免喉上神经、喉返神经、颈动脉等损伤。术后早日进行功能锻炼。

病例点评

脊髓型颈椎病的诊断和鉴别诊断依赖对病史的认真收集判断，细致地查体，特别是神经系统检查，结合影像学不难做出正确诊断。需注重与运动神经元疾病、脊髓空洞症、肌营养不良、慢性酒精中毒性神经病等神经科疾患鉴别。不要仅仅依据影像学显示的椎管狭窄采取手术，要警惕影像学显示的椎管狭窄与神经功能异常不一定存在因果关系。对于诊断明确有严重神经根或脊髓压迫且保守治疗无效者，必要时可手术治疗。对于多节段连续型后纵韧带骨化症患者宜行后方入路，切除椎板扩大椎管以期对脊髓减压的后路法；对于少于 4 个节段受累，且压迫来自前方患者宜行前方入路法。手术治疗的基本原则是解除硬膜及神经根的压迫，但在具体要

13

求与操作上一定要细心、耐心和精心，否则易造成手术疗法的失败。术中应注意：①术中应用注射针头刺入椎间隙定位时，深度不应超过15mm，以防刺伤脊髓；②突入椎管内的骨质和椎间盘组织应予以切除，仅做骨融合固定而不彻底切除压迫物，术后神经功能恢复多不理想；③止血应细致、可靠，关闭伤口前仔细检查伤口的渗血情况，以双极电凝止血，甲状腺动脉切断的近端应做双重结扎，防止术后发生颈部血肿；④切除髓核时应结合患者的临床表现，如有半侧脊髓受压或伴有一侧神经根受压症状时，应有针对性地向该侧寻找压迫脊髓或神经根的髓核部分。此外，还必须注意检查后纵韧带，如发现裂口即应加以扩大，以全部摘除突入硬脊膜外腔的髓核及其向远处游走的髓核碎片，使脊髓获得充分减压。

（常　楚）

003
颈椎后纵韧带骨化症

病例介绍

（一）临床表现

患者，男，62岁。

主诉：四肢麻木、无力2年，加重伴行走不稳1个月。

现病史：患者2年前逐渐出现头颈痛，四肢麻木无力，后逐渐加重，近1个月出现行走不稳，走路踩棉花感，来我院门诊就诊。

专科查体：双上肢 C_5 以下痛觉减弱，行走步态拘谨，四肢肌张力增高，双侧肱二头肌腱反射、双侧肱三头肌腱反射、双侧膝反射及双侧踝反射亢进，双侧 Hoffmann 征和双侧 Babinski 征阳性。

（二）影像学检查

颈椎正侧位 X 线：颈椎曲度可，无反曲（图 3.1）。

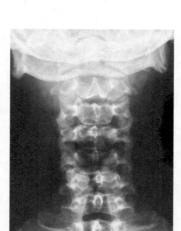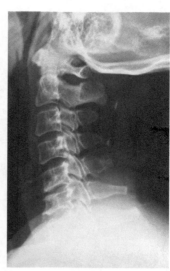

图 3.1　颈椎正侧位 X 线

颈椎动力位 X 线：颈椎无明显动力性不稳（图 3.2）。

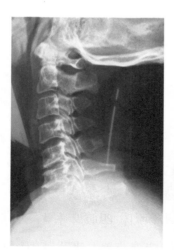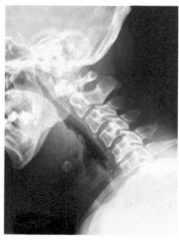

图 3.2　颈椎动力位 X 线

颈椎 CT 三维重建（3D-CT）：颈椎后方有跨越多节段连续型致密骨影（图 3.3）。

颈椎 MRI：矢状位和轴状位显示，颈椎后纵韧带发生骨化，明显压迫脊髓（图 3.4）。

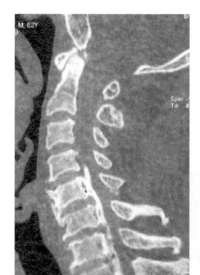
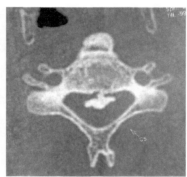

图 3.3 颈椎 3D-CT

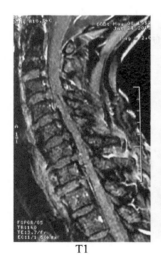
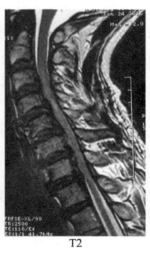
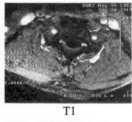
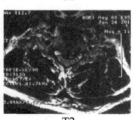

T1   T2   T1

          T2

图 3.4 颈椎 MRI

（三）诊断

颈椎后纵韧带骨化症（连续型）。

（四）治疗概要

患者入院后完善术前检查，无手术禁忌证，在全身静脉麻醉下行后路单开门椎管扩大术。根据患者影像学特点，术中采用 $C_4 \sim T_1$ 节段椎管减压。其中，$C_4 \sim C_7$ 左侧开门，右侧铰链。T_1 椎板切除。手术过程中注意紧靠关节突关节内侧开门，充分进行椎管减压。进入椎管内，剥离开椎管内与硬膜间的粘连，避免脊髓损伤。选择左侧或右侧开门，取决于解剖上压迫重的一侧或临床上症状重的一侧。术中尽量保留铰链侧的部分黄韧带，这样既不影响减压效果，又能加强术后颈椎的稳定性。掀开的椎板尽量悬吊在关节囊上，如果过多悬吊在肌肉上，术后易造成颈部活动疼痛。术后颈托固定 3 个月。

（五）术后随访

术后 1 年，患者症状明显缓解，JOA 改良评分（满分 21 分）由术前 11 分恢复到术后 1 年的 18 分。复查颈椎正侧位 X 线显示颈椎曲度无明显改变（图 3.5）。

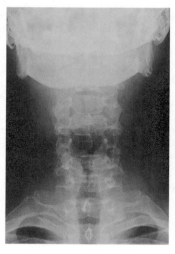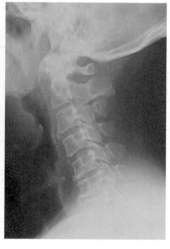

图 3.5　术后 1 年颈椎正侧位 X 线

病例分析

后纵韧带骨化（OPLL）的病因及发病机制尚不明确。临床上以颈椎后纵韧带异位骨形成为特征，导致椎管和椎间孔狭窄，脊髓和神经根受压。机械应力因素中脊柱屈伸活动及节段性不稳可直接导致韧带组织及椎间盘应力分布异常。元素含量因素中细胞内钙离子浓度明显升高，软骨细胞钙化。内分泌水平因素中激素，与多种骨形成相关的钙磷调节激素局部生长因子刺激异位骨形成相关。遗传因素中发现多个基因位点共同参与后纵韧带骨化的膜内化骨与软骨内化骨的调控。总之，上述多种遗传和环境因素共同参与颈椎后纵韧带骨化的发生和发展。

颈椎后纵韧带骨化症是临床常见的一类疾病，进展缓慢，不可逆转。该病黄种人发病率高，发病年龄多在 50～60 岁，男性多于女性。临床症状与骨化后形成的椎管狭窄程度，以及脊髓、神经根受压程度相关。患者可出现肢体感觉、运动、二便障碍及自主神经功能紊乱等一系列临床表现。

X 线、CT、MRI 广泛应用于颈椎后纵韧带骨化症的检查和分型。依据骨化的范围和形态可分为连续跨越多个节段的连续型、单个椎节的局灶型、多个椎节不连续的间断型，以及上述两型或三型兼有的混合型。该病例即为典型的连续型颈椎后纵韧带骨化症。

治疗方式取决于颈椎后纵韧带骨化压迫脊髓、神经根引起的神经症状的严重程度。症状较轻，不影响工作和生活，检查时无锥体束体征，可行物理、药物等保守治疗。症状较重，出现锥体束体征，应手术治疗。由于颈椎后纵韧带骨化具有不可逆性，及时治疗及选择合适的治疗方法尤为重要。

手术治疗是目前较为有效的治疗方法之一，主要有前路手术和后路手术。其中，前路手术包括：①前路骨化灶切除术，即前路椎体切除融合术，切除局限的骨化灶。②前路骨化灶漂浮术，若骨化灶与硬膜广泛粘连，硬膜骨化，可将骨化灶漂浮，达到减压目的。后路手术包括：①椎板切除术，非融合单纯椎板切除达到后路间接减压目的，远期发生颈椎后凸畸形的风险较高。②椎管扩大椎板成形术，包括后路单开门、双开门椎管扩大椎板成形术。本病例骨化节段广泛，连续型压迫重，颈椎曲度可，无明显不稳，且伴有 T_1 节段狭窄，故术式选为 $C_4 \sim C_7$ 节段后路单开门椎管扩大术，T_1 节段椎板切除术。术后随访一年临床效果良好，颈椎曲度良好。③前后联合入路手术，结合前路、后路手术，前后路联合手术可一期完成，也可分期完成。如前方压迫极重，可先行后路减压以增加脊髓有效空间，再行前路局部减压以降低发生并发症的风险。

病例点评

颈椎后纵韧带骨化症发病率较高，确切的病因尚不明了。目前，对颈椎后纵韧带骨化发病机制的认识尚在研究中。其发病机制复杂，与遗传、激素、环境、生活方式等多种因素相关。近年来，随着研究技术的发展，对于其发病机制的研究已在上述多个方面有所突破。未来关于后纵韧带骨化发病机制的进一步研究的相关报道，主要集中在阐明多因素间的相互作用机制上。

临床上结合临床症状、影像学 X 线片、CT 或 MRI 可确诊后纵韧带骨化症。在治疗上由于后纵韧带骨化的发病原因不明确，目前尚无特效预防后纵韧带骨化发生的手段。由于其进展缓慢，不可逆转，故在临床出现脊髓、神经根病变后，除少数观察保守治疗外，首要考虑外科手术治疗。是否需要手术取决于患者的病情发展。临床上有症状的患者多表现出脊髓、神经根损伤，包括肢体活动、感觉障碍、括约肌功能损伤等。

手术治疗颈椎后纵韧带骨化症的目的是解除骨化灶对脊髓、神经根的压迫，以及消除颈椎节段不稳。治疗颈椎后纵韧带骨化症的术式各有其优缺点：前路手术直接解除脊髓前方骨化灶引起的直接压迫；后路手术通过增加狭窄椎管的容积使脊髓向后方移位，间接减压。

颈椎后纵韧带骨化症的手术治疗方法依椎管狭窄程度不同、骨化灶的形状和分类不同，以及颈椎动力学曲度等因素，需采用不同的手术治疗方案。循证医学已证明，对于颈椎后纵韧带骨化症，前路手术和后路手术均可显著改善患者的临床症状。

随着微创技术的发展，微创手术治疗颈椎后纵韧带骨化症已多见报道，如微创椎体次全切除术、微创经肌间隙入路后路减压融合术等治疗多节段颈椎后纵韧带骨化症。这种微创手术具有创伤小、术后恢复快、避免长节段融合等优点。

值得一提的是，对于无神经学症状或仅有轻度神经学症状的颈椎后纵韧带骨化患者是否需要进行预防性手术，目前尚无定论。这一问题一直存在争议，也没有明确的循证医学证据来证明。临床上是否进行预防性手术来治疗颈椎后纵韧带骨化需要综合考虑各方面因素，也有待于将来进一步广泛的临床研究和证明。

（李长有）

004
颈椎骨折脱位

病例介绍

（一）临床表现

患者，男，32 岁。

主诉：车祸后颈部疼痛伴双上肢麻木、活动受限，入院接受治疗。

专科查体：$C_5 \sim T_1$ 水平面痛觉过敏，左侧为重，屈肘左侧 II 级，右侧 III 级，伸腕左侧 NT（掌骨骨折），右侧 I 级，伸肘左侧 II 级，右侧 III 级。ASIA 分级 C 级。

（二）影像学检查

颈椎 CT 三维重建（3D-CT）（图 4.1）：C_5 椎体后脱位，C_6 椎体前脱位，C_5 椎体骨折，C_6 椎体椎弓骨折。

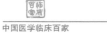
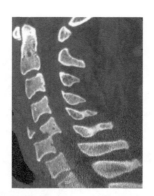

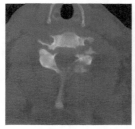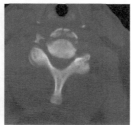

图 4.1　术前颈椎 3D-CT

颈椎 MRI：$C_5 \sim C_6$，$C_6 \sim C_7$ 节段脊髓受压，脊髓变性水肿（图 4.2）。

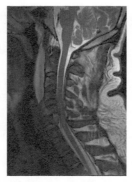

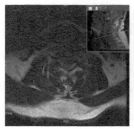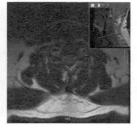

图 4.2　术前颈椎 MRI

23

（三）诊断

C_5 椎体后脱位，C_6 椎体前脱位，C_5 椎体骨折，C_6 椎体、椎弓骨折。

（四）治疗概要

术前患者行颅骨牵引术，牵引两天，患者无明显麻木症状加重、肌力下降等情况出现。手术当天，患者清醒状态下取仰卧位，C 臂拍片见 C_6 前脱位复位良好，全麻后消毒铺单，取右颈前胸锁乳突肌内缘切口常规入路，显露 $C_4 \sim C_7$ 椎体，C 臂拍片定位，切除 $C_4 - C_5$、$C_5 - C_6$ 间盘，C_5 椎体次全切，取钛网置入，切除 $C_6 - C_7$ 间盘，取椎间融合器置入，术毕垫高患者头部，使患者颈部前屈位，再次 C 臂照相，后方间隙未增大（图 4.3），后留置一枚引流。

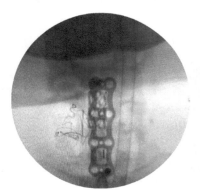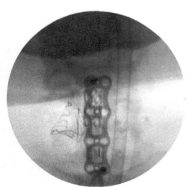

图 4.3　术中 X 线片正侧位

（五）术后随访

术后 7 天肌力：屈肘肌力左侧 IV 级，右侧 V 级；伸腕肌力左侧 NT，右侧 IV 级；伸肘肌力左侧 V 级，右侧 IV 级。感觉：双上肢无疼痛，感觉过敏症状消失，双上肢感觉较术前恢复。术后 6 个月：双上肢肌力恢复正常，感觉恢复，左上肢略有麻木感。术后 7 天及术后 6 个月复查（图 4.4、图 4.5），显示内固定位置良好。

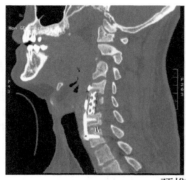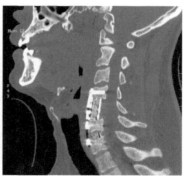

颈椎3D-CT

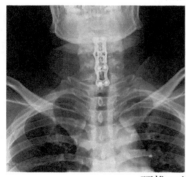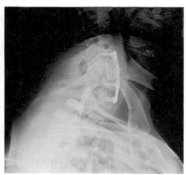

颈椎 X 线片正侧位

图 4.4　术后 7 天

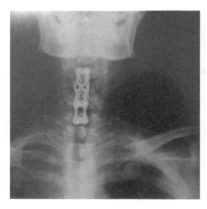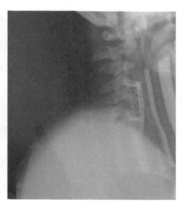

图 4.5　术后 6 个月颈椎 X 线片正侧位

笔记

病例分析

　　下颈椎骨折脱位伴关节突绞锁占颈椎损伤的50%。当机体受到暴力冲撞致下颈椎骨折脱位时，多数患者存在相应节段水平脊髓损伤。其特点为：①颈椎序列异常，稳定性受到严重的影响；②脱位节段多合并间盘损伤，导致脊髓、神经根受压、损伤；③椎间高度及生理曲度不同程度丢失。患者出现脊髓损伤的原因包括以下方面：①受到损伤的瞬间对脊髓产生冲击；②前后方组织压迫，包括脊髓前方椎间盘组织、游离骨块等，后方椎板、附件等结构的损伤；③脊髓自身受到损伤而发生反应性水肿，通常会使损伤平面上移，使病情加重等。颈椎骨折患者临床表现主要是颈部疼痛、功能障碍、生理前凸改变、神经功能障碍等，严重者可发生瘫痪，对患者的生活影响极大，治疗的基础原则是：恢复颈椎序列、彻底减压、恢复椎间高度和生理曲度及重建颈椎稳定性。

　　术式选择：

　　1. 各种术式的手术适应证

　　前路手术是目前治疗下颈椎骨折脱位最常用的术式，前路手术适用于椎间盘突出压迫脊髓、椎体骨折脱位等情况。

　　后路手术适应证：①前方结构较完整不合并椎间盘突出压迫脊髓或上颈椎损伤的颈椎骨折；②前路手术复位困难；③压迫主要来自后方，以及后方结构破坏严重需要固定后柱者；④合并有颈椎管狭窄且病变累及多个节段的情况。

　　前后路联合较常使用，前后路联合适用于骨折脱位造成脊髓前方受压，同时伴有以下情况；①小关节突绞锁，前方压迫解除后，不能复位者；②累及三柱的骨折脱位；③后方结构破坏，颈椎稳定性差者。

该患者骨折脱位造成脊髓前方受压，伴有小关节突骨折或脱位、后方韧带复合体损伤、椎板骨折等情况。既往认为这样的患者需要前后路联合手术，但在术中前路固定后，通过拍摄前屈位片，可以看到，患者后方棘突间隙并没有明显开大，因此可以认为该患者颈椎稳定性恢复，无需再行颈椎后路椎弓根螺钉固定术恢复，增强颈椎稳定性。

2. 前路手术的优势

随着近年来前路手术内固定技术的发展和成熟，前路手术已不再局限于前方结构为主的损伤，后结构失稳，如关节突脱位等并不是前路手术的禁忌证。同时，前路手术在脊髓减压中有明显的优势。前路手术相较后路或前后路联合手术，前路手术具有时间短、出血少、放射时间短、医疗费用低的特点。

🏥 病例点评

目前下颈椎骨折常用的分型为 Allen – Ferguson 分型及 AO 分型（图 4.6）。Allen – Ferguson 分型通过损伤机制将骨折分为 6 种类型：压缩屈曲型、垂直压缩型、屈曲分离型、压缩伸展型、伸展分离型和侧方屈曲型损伤。AO 分型推荐将下颈椎骨折 A 型压缩，B 型牵拉分离，C 型旋转或脱位。A_0，只累及附件；A_1，楔形压缩，无椎体后壁骨折，累及单侧或双侧终板；A_2，冠面劈裂，钳夹型；A_3，不完全爆裂，累及单侧终板；A_4，完全爆裂，累及上下终板。B 型张力带结构损伤，多累及一个运动单元。B_1，前后均损伤，经典的 Chance 骨折；B_2，后方结构过屈损伤；B_3，前方结构过伸损伤。B 型很可能转变为 C 型。

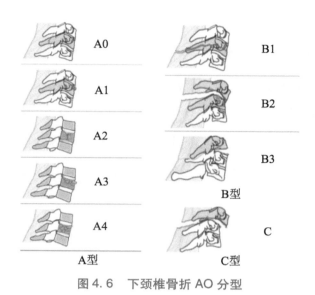

图 4.6　下颈椎骨折 AO 分型

目前，对于下颈椎骨折脱位伴关节突绞锁患者的手术入路有前路、后路和前后联合入路三种方式，但临床应用中并未取得共识。相关研究表明，脊柱的前柱传导着脊柱轴向载荷的80%，而颈椎骨折脱位通常是前中柱结构损伤，因此，对于下颈椎骨折脱位伴关节突绞锁患者采用前路手术可得到更好的疗效。本例手术采用术前牵引、复位，可直接将前方脊髓的破裂髓核有效切除，对于体位改变较少，避免二次对脊髓产生损伤，手术简单，创伤小，放射时间缩短，可有效达到椎间融合和恢复脊柱序列，且更加符合脊柱稳定的原则和生物学特点，具有更高的融合率。

对下颈椎骨折脱位伴关节突绞锁患者，采用颅骨牵引复位配合前路减压融合治疗和前路撑开撬拨复位治疗已被广泛应用，但有学者认为颅骨牵引复位配合前路减压融合治疗方式可更少地损伤脊髓神经，效果更好。颅骨牵引复位配合前路减压融合治疗方式采用的是全麻下复位，前路撑开撬拨复位治疗在清醒状态下进行。有研究认为在清醒的状态下，可通过患者的症状、特征等对其系统神经功能进行判定。也有学者认为，进行治疗会造成患者内心恐惧、紧张，从而造成小质量难以复位，而加大质量会使脊髓神经功能受到损伤的风险，同时还需要医护人员密切观察其体征及动态拍摄患者正侧位颈椎 X 线，不仅消耗大量人力，还会对患者带来更大的伤害，耗时更长。全麻下复位可在患者完全放松的状态下操作，较小质量的牵引配合手法复位便可复位，难度更小，危险性更低。

前路手术治疗颈椎骨折脱位手术需要良好的围手术期管理，充分的术前准备及术前牵引是手术成功的关键，对于新发的颈椎骨折脱位患者，术前牵引的作用不容忽视，牵引不仅能防止继发性脊髓损伤，同时有利于术中的颈椎复位。尽量使患者在最小创伤下，达到更好的疗效。

（梁德勇）

笔记

005
胸椎管狭窄症

病例介绍

（一）临床表现

患者，女，47 岁。

主诉：双下肢麻木 5 个月，加重伴无力，双下肢感觉减弱。

现病史：患者 5 个月前无明显诱因出现脐部以下感觉减弱，双下肢麻木、无力，感觉减弱，行走脚底踩棉花感，以右下肢为重，期间进行药物等保守治疗效果不明显，二便正常。

专科查体：伸膝肌力左侧Ⅴ级，右侧Ⅴ级；踝背屈肌力左侧Ⅳ级，右侧Ⅳ级；踝跖屈肌力Ⅳ级，右侧Ⅳ级；踇指背屈肌力Ⅳ级，踇指跖屈肌力Ⅳ级；脐以下躯干、会阴区、双下肢及双足感觉减弱，以右下肢为重；膝反射左侧正常，右侧正常；踝反射左侧减弱，右侧正常；Babinski 征左侧阳性，右侧阴性；Hoffmann 征左侧阴性，右侧阴性。

（二）影像学检查

胸椎 X 线：$T_9 \sim T_{11}$ 椎间孔区高密度影。胸椎 CT：$T_9 \sim T_{11}$ 水平黄韧带骨化。胸椎 MRI：$T_9 \sim T_{11}$ 水平黄韧带骨化，椎管狭窄（图5.1）。

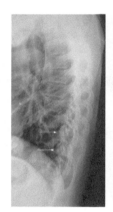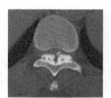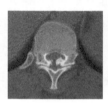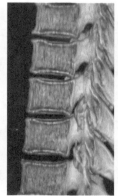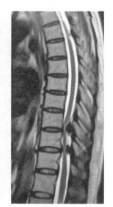

图5.1　胸椎 X 线、CT、MRI

（三）诊断

胸椎管狭窄症（$T_9 \sim T_{11}$）。

（四）治疗概要

入院后完善术前检查，择期行胸椎后路 T_9、T_{10} 椎板切除，椎管减压术。患者采用俯卧位手术，全麻满意后，取胸椎后路正中切口，双侧骨膜下剥离椎旁肌至椎小关节外，显露 $T_9 \sim T_{10}$ 椎板。咬骨钳咬除 $T_8 \sim T_9$、$T_{10} \sim T_{11}$ 棘间韧带；以磨钻在双侧椎板小关节内侧纵行开槽，切断 $T_9 \sim T_{10}$ 椎板，分离硬化组织与硬膜囊，将 $T_9 \sim T_{10}$ 椎板及黄韧带整体取出，粘连处硬膜部分切除（图5.2）；椎管

笔记

减压完成后，探查 T_8 下缘及 T_{11} 上缘，无狭窄、卡压，硬膜膨隆良好，术毕。术后第 1 个月以休息为主，避免久坐。

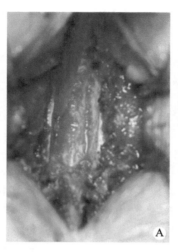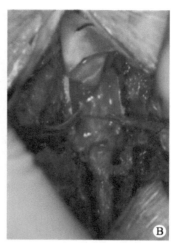

注：A. 分层薄化法术中所见：双侧椎板小关节内侧纵行开凿，磨除外侧椎板大部分，同时可见硬脊膜骨化；B. 合并硬脊膜，椎板切除减压后硬膜囊不能良好膨起，予以尖刀锐性分离。

图 5.2　术中情况

（五）术后随访

术后 1 年随访患者未出现症状反复，复查 X 线片效果满意（图 5.3）。

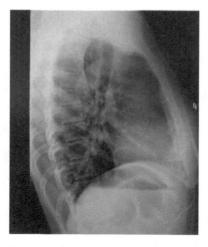

图 5.3　术后 1 年随访侧位 X 线片

病例分析

胸椎管狭窄症是胸椎管横断面减小而产生的胸段脊髓压迫综合征，早期可以没有任何症状，严重时可以压迫邻近的脊髓、神经、血管等引起相应的临床症状和体征。胸椎黄韧带骨化典型表现为双侧或者单侧下肢的上运动神经元损伤，即下肢无力、沉重、关节僵硬、行走不稳等痉挛性瘫痪症状，可伴有下肢麻木、踩棉花感、束带感等感觉功能障碍和二便无力或失禁等括约肌功能障碍，体格检查可见下肢肌张力增高、肌容积正常、腱反射活跃或亢进，病理征阳性。发病年龄多在中年，好发部位为下胸椎，主要位于 T_{7-11} 节段，常见于黄韧带骨化。结合本例患者病史、症状、体征及影像学特点，T_{9-11} 胸椎管狭窄症诊断明确。

从治疗上来讲，对于胸椎黄韧带骨化患者，尚无有效的保守疗法；对于症状较轻微者，可以密切观察；对于黄韧带骨化压迫脊髓导致明显脊髓功能障碍者，应建议积极手术治疗。本病例出现脐部以下感觉减弱，双下肢麻木、无力，行走脚踩棉花感，病史 5 月余，期间进行药物等保守治疗效果不明显，查体发现踝背屈肌力左侧Ⅳ级，右侧Ⅳ级；踝跖屈肌力Ⅳ级，右侧Ⅳ级；踇指背屈肌力Ⅳ级，踇指趾屈肌力Ⅳ级，具有明确的手术指征。

手术方式以椎管后壁切除减压为主，常用的术式有整块椎板切除术、分层椎板切除术、椎板成形术等，其中以揭盖法将整块椎管后壁切除在临床上应用较广，但在长期实践中，部分病例存在椎板掀起困难，出现术中硬膜损伤、术后脑脊液漏等并发症，这些并发症往往是由于合并硬脊膜骨化，该例手术全麻下采用分层薄化法行胸椎后路 T_9、T_{10} 椎板切除椎管减压术。患者全身麻醉成功后，取

笔记

俯卧位；后正中切口，暴露棘突椎板至双侧小关节。对于常规"揭盖法"椎管后壁切除，以高速磨钻在双侧椎板小关节内侧缘纵行开槽，磨透椎板全板及黄韧带骨化灶，暴露硬脊膜囊外侧，切断上下棘间韧带和黄韧带，用齿钳夹住棘突上提，用神经剥离器分离骨化黄韧带与硬脊膜粘连，必要时尖刀锐性分离，最终将椎板、黄韧带整块切除；对于分层薄化法椎管后壁切除，先以高速磨钻在双侧椎板小关节内侧缘纵行开槽，磨除椎板外侧大部分，切断上下棘间韧带和黄韧带，继而用咬骨钳咬除棘突及椎板中部外层，最后用高速磨钻于中间椎板扫描式打磨，打薄骨化病变组织，在考虑保证脊髓安全的前提下，以硬膜囊膨胀良好为止。

无论何种减压方法，尽量避免椎板钳直接进入椎管内操作。一般不行内固定，对个别手术切除范围达 3 个或 3 个以上节段，根据患者脊柱稳定性情况考虑是否行椎弓根钉棒内固定。椎板切除减压过程中，小关节内侧开槽效果良好，对脊柱稳定性影响小。合理使用高速磨钻和椎板钳等工具，以及细致操作，是避免神经学加重的关键。当然，其他手术方式亦可选择，除了疾病本身，还要根据医院的条件及手术者的经验选择术式。

病例点评

胸椎黄韧带骨化症非常普遍，但严重骨化继发脊髓压迫症者仅占一部分，是指由于各种原因导致黄韧带增生、肥厚和骨化，引起胸椎管狭窄并产生脊髓压迫，产生双侧或者单侧下肢的上运动神经元损伤等痉挛性瘫痪症状，可伴有下肢麻木、踩棉花感、束带感等感觉功能障碍和二便无力或失禁等括约肌功能障碍，即临床常见的胸椎管狭窄症。

影像学检查包括平片、MRI、CT 等。胸椎正位平片无诊断价值，侧位可表现为椎间孔区高密度影。MRI 是黄韧带骨化理想检查方法，清晰显示黄韧带骨化的位置、骨化块的大小和形态、硬脊膜和脊髓的形态及髓内信号，为临床诊断提供必要信息。CT 也是一种诊断黄韧带骨化的理想的检查方法，尤其适用于鉴别韧带退变性肥厚和韧带骨化。

截至目前，对于胸椎黄韧带骨化患者，尚无有效的保守疗法；对于症状较轻微者，可以密切观察。

基本原则是充分减压，即彻底切除压迫脊髓的全部黄韧带骨化节段，同时减小软组织损伤和医源性神经损伤的发生。手术可以采用传统的揭盖法、蚕食法、漂浮法，也可以采用分层薄化法等。传统揭盖法减压常常从双侧小关节中 1/2 开槽，实践中常常出现开槽过深、揭盖困难等问题，通过小关节内侧开槽，大部分患者均可通过揭盖法轻松掀开椎板。此外，引起症状的骨化黄韧带始发于上位椎板下部前方，压迫脊髓的侧后方，对于大部分骨化黄韧带外侧增厚不明显的病例，从小关节内侧开槽揭盖和后续使用开口角度大头宽小于 2mm 的椎板钳修理残余椎板和黄韧带，均能达到彻底减压；对于少数骨化黄韧带外侧增厚明显的患者，小关节内侧开槽往往不能磨透全层椎板及骨化黄韧带，采用分层薄化法切除椎板，虽然利用高速磨钻直接在病变黄韧带上操作，使周边组织产生震荡、热能，可能对脊髓造成干扰。

通过磨钻配合生理盐水冲洗可降低其干扰。值得一提的是，近年来超声刀在脊柱外科中得到迅速发展，较传统高速磨钻和咬骨钳具有出血少、手柄所需握持力低、对软组织干扰少等优势，尤其是"冷切割"模式使在硬膜附近操作更安全，是一种比较理想的脊柱减压的工具。

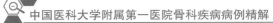
综上，胸椎黄韧带骨化症以短节段（≤3 个节段）受累为主，通过感觉平面等定位体征结合影像学明确责任病灶尤为重要。胸椎黄韧带骨化症合并硬脊膜骨化并不少见，手术治疗并发症发生率高，术前应仔细阅读影像学，术中精细操作。椎板切除减压过程中，小关节内侧开槽效果良好，对脊柱稳定性影响小。合理使用高速磨钻和椎板钳等工具，以及细致操作，是避免神经学加重的关键。

（陶　琳）

笔记

006 胸椎肿瘤

（一）临床表现

患者，女，58 岁。

主诉：背部疼痛，双下肢无力感觉障碍 2 月余。

现病史：患者 2 个月前无明显诱因出现背部剧烈疼痛，双下肢无力，感觉障碍，不能行走。

专科查体：背部棘突叩痛明显，平卧困难，双上肢肌力感觉正常，双下肢肌力约 Ⅱ 级，浅感觉减退，病理征阴性。

（二）影像学检查

CT 三维重建（3D-CT）及脊髓动脉 CT 血管造影（CTA）检查提

笔记

示，T_{10}胸椎破坏，椎管受累，椎体旁可见软组织密度团块（图6.1）。

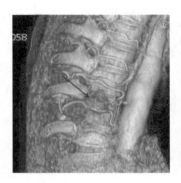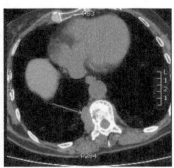

图6.1　3D-CT 及 CTA 检查

（三）诊断

T_{10}椎体肿瘤。

（四）治疗概要

完善检查后首先行脊柱病灶穿刺，病理报告不除外软骨肉瘤。充分交待病情后全麻下行一期后路 T_{10}肿瘤 en bloc 切除，椎间钛网支撑，$T_7 \sim L_1$ 椎弓根螺钉固定植骨融合术（图6.2、图6.3）。游离椎体前方时需注意轻柔操作，避免胸膜漏等副损伤。切断结扎神经

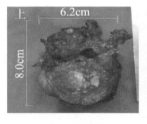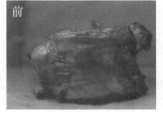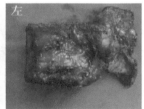
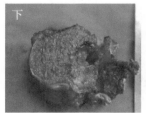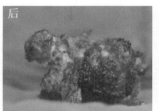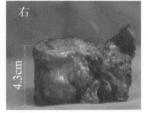

图6.2　切除的载瘤脊椎

根时需注意避免脑脊液漏。应用线锯截骨时需透视确认位置，注意保护邻近结构。旋出前方载瘤骨块及填塞钛网支撑过程中需注意临时棒固定，保持脊柱稳定性，避免造成脊髓损伤。

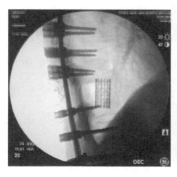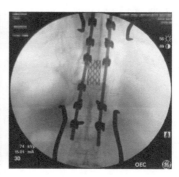

图6.3　术中胸椎正侧位透视影像

术后出现胸腔积液，支气管痰栓等呼吸道并发症，胸外科行胸腔闭式引流，后转入 ICU 呼吸机辅助通气，支气管镜吸痰等对症治疗，状况恢复平稳后出院。病理报告为高分化软骨肉瘤。

（五）术后随访

患者出院后对症恢复治疗，随访一年病情平稳。

病例分析

据文献报道，脊柱肿瘤的发病率占全身肿瘤的 6.6%，转移瘤居多，而约 80% 的成人脊柱肿瘤是恶性肿瘤。其中，骨髓瘤最多见，其次是骨巨细胞瘤、脊索瘤、软骨肉瘤、骨母细胞瘤等。随着影像诊断技术和肿瘤生物学研究的不断发展，脊柱肿瘤早期诊断率大大提高，而手术切除是脊柱肿瘤的核心治疗手段。

脊柱肿瘤手术治疗要综合考虑患者的状态、病灶数量及位置等多因素。脊柱肿瘤患者预期寿命在 3~6 个月以上，且具有以下情况的，可考虑行手术治疗：①脊柱不稳；②脊髓神经受压、神经功能进行性减退；③顽固性疼痛，保守治疗无效；④手术活检以明确诊断；⑤放疗不敏感的肿瘤（如肾癌、大肠癌等）；⑥放疗期间肿瘤继续恶化者；⑦孤立性脊柱原发肿瘤和脊柱转移瘤。手术的主要目的：缓解疼痛，改善和保护神经功能，维持和重建脊柱稳定性，提高生活质量。手术方式有多种，包括：微创手术（内镜减压、椎体成形、射频消融、放射性粒子置入），姑息性减压内固定术，全椎整块切除（total en bloc spondylectomy，TES）。1997 年意大利学者 Boriani 等人提出了胸腰椎脊柱肿瘤外科分期，即 WBB 分期。此分期是在 CT 或 MRI 横断面上从左至右将脊柱划为 12 个区域，并从椎旁最外层向硬膜区呈同心圆分为 A、B、C、D、E 5 层，A 为椎旁组织；B ~ C 为骨间室内区域；D 为硬膜外椎管内区域；E 为硬膜内区域。此方法对恶性肿瘤涉及区域给出了相应的手术计划，有利于肿瘤组织的彻底切除，避免了手术的无限扩大化，对指导脊柱肿瘤手术方式的合理选择起到积极作用。同时期日本学者 Tomita 等人提出的针对转移性脊柱肿瘤的评分方法，则根据原发性肿瘤控制情况、转移部位、患者全身状况及预期生存时间等指标，做出疾病进程的综合评估，从而为转移性脊柱肿瘤采取保守治疗、姑息性手术，甚或彻底性切除等策略的制定提供了可以量化的依据。本例患者仅存在单一病灶，椎体破坏明显，神经功能恶化，经术前检查评估后行后路一期 T_{10} 肿瘤 en bloc 切除，椎间钛网支撑，$T_7 ~ L_1$ 椎弓根螺钉固定植骨融合术。手术过程顺利，内固定确切，但手术时间较长，出血较多，患者术后出现胸腔积液、支气管痰栓等呼吸道并发症，但经积极对症治疗后好转，平稳出院。

病例点评

近年来，整块切除被较多地应用在脊柱肿瘤手术中，但脊柱解剖的特殊性使这一技术的应用较为困难。脊柱前方毗邻大血管和重要脏器、脊柱中央容纳脊髓和其发出的神经根、颈椎侧方的椎动脉，这些重要结构造成了脊柱肿瘤整块切除的高风险。

脊柱肿瘤的手术治疗需要对患者的状态做出综合评估，主要是患者一般状况、病灶数量、重要脏器受累情况、脊髓神经功能等，以判断手术的必要性。脊柱肿瘤的手术方式有多种，其中由日本学者 Tomita 等人倡导的经后路整块全脊椎切除技术最有代表性。该术式的典型做法是经胸腰椎后正中切口入路，从后向前 360°剥离并显露肿瘤所在节段的整个脊椎，然后用钢丝锯将两侧椎弓根和病椎上下相邻的椎间盘锯断，使前方的椎体与后方的附件结构完全分开，最终将椎板及附件结构作为一个整块取出，而椎体作为另一个整块取出，完成所谓"全脊椎切除"。该术式的优点：比较标准化，只经一个手术入路便将肿瘤所累及的脊椎全部切除。

Kato 等人回顾性分析了 82 例 TES 患者，90% 的患者对 TES 结果满意，35.5%（29/82）的患者生存期超过 10 年。但是我们也应该认识到该手术创伤较大，术后并发症发生率较高，需严格掌握手术适应证。随着调强放射治疗（intensitymodulated radiation therapy，IMRT）、立体定向体部放射治疗（stereotactic body radiation therapy，SBRT）等新技术的出现，放疗在脊柱肿瘤治疗中的地位有很大提升。而靶向药物的出现，给恶性肿瘤的治疗带来了极大的变化。脊柱肿瘤的治疗还是要多学科联合协作，根据患者的具体情况，为其提供综合治疗，从而使其获益更多。

（朱海涛）

41

007
胸椎结核

病例介绍

（一）临床表现

患者，女，49 岁。

主诉： 介入手术后，腰背部疼痛伴脐平面以下感觉减退加重 5 天。

现病史： 患者因腰部疼痛伴活动受限就诊于我院介入科，病理穿刺显示：散乱破碎的坏死骨组织伴结缔组织及成骨细胞增生，介入科考虑为病理性骨折。先后行"经皮椎体后凸成形术"，术后症状有所缓解，5 天后无明显诱因出现上述症状加重。

专科查体： 胸背部压痛，腰椎压痛、叩击痛，前屈后伸受限，

笔记

脐平面以下感觉减退，双下肢肌力减弱，右下肢屈髋肌力Ⅲ级，右下肢伸膝肌力Ⅲ级，左下肢屈髋肌力Ⅱ级，左下肢伸膝肌力Ⅲ级，双侧膝反射减弱，踝反射减弱，Babinski 征左侧阳性。右侧阳性；ODI 评分：94 分。VAS 评分：腰部 8 分，左下肢 4 分，右下肢 4 分。

（二）影像学检查

胸椎 3D-CT 及 MRI：T_8 椎体骨质破坏，周围软组织增厚，伴 T_8 椎体病理性骨折，恶性可能性大。$T_8 \sim T_9$ 椎间隙变窄（图 7.1、图 7.2）。

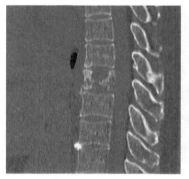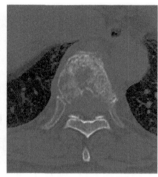

图 7.1　3D-CT 检查示 T_8 椎体骨质破坏，$T_8 \sim T_9$ 椎间隙变窄

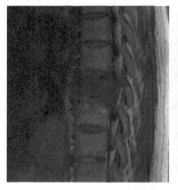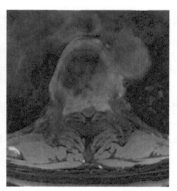

图 7.2　MRI 检查示 T_8 椎体骨质破坏，$T_8 \sim T_9$ 椎间隙变窄，周围软组织增厚

PET-CT：T_8 椎体中心骨质密度减低，周围骨质密度增高，T_9 近上缘骨质密度减低，病变前方伴软组织增厚，代谢不均匀增高，

恶性病变不除外（图7.3）。

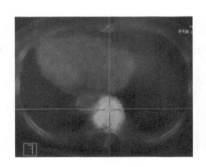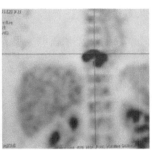

图7.3　PET-CT检查

（三）诊断

胸椎椎体压缩性骨折。

（四）治疗概要

患者病理穿刺显示：散乱破碎的坏死骨组织伴结缔组织及成骨细胞增生，介入科考虑为病理性骨折，先后行"经皮椎体后凸成形术"，术后症状有所缓解，5日后无明显诱因出现上述症状加重。后就诊于我院疼痛科应用甘露醇、激素消肿抗炎对症治疗，症状未见明显改善，转入我科。复查胸椎X线片正侧位示：T_8、T_9椎体成形术后（图7.4）。血液检查结果：结核感染T细胞斑点（T-SPOT）试验阳性，血沉（ESR）50mm/h，经T_8、T_9经皮椎体后凸成形术术后，诊断为结核可能性大。患者既往未有低热、盗汗等症状，饮食及精神状态正常，近期没有明显体重减轻，近两个月症状、体征未有明显加重，术前考虑良性病变及结核可能性大，不除外恶性病变的可能。为明确诊断，行"T_8、T_9病灶清除椎管减压植骨融合内固定术"，术中病理提示：大片坏死及慢性肉芽肿性病变，不除外结核。术后拍片示：内固定物位置良好（图7.5）。患者应用抗结核治疗，双下肢肌力、感觉都有明显改善，一周后已经可以独立行走。

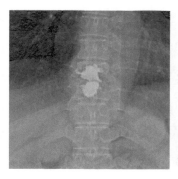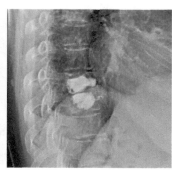

图7.4　介入治疗术后X线片

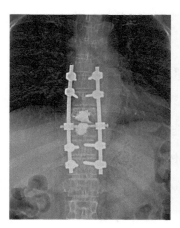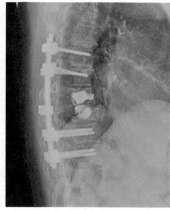

图7.5　病灶清除椎管减压植骨融合内固定术后X线片

（五）术后随访

患者术后4天拔出引流管后佩带支具下地活动。术后复查胸椎正侧位X线：内固定位置良好。患者腰部疼痛较术前明显好转，脐以下感觉可见明显恢复，ODI评分：49分。VAS评分：腰部3分，左下肢1分，右下肢1分。

病例分析

传统认为脊柱结核好发于青壮年与儿童，近年来老年人的发病率亦大幅提升，常有结核病史或结核病接触史，患者多有腰背部疼

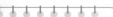

痛及结核中毒症状如低热、乏力、盗汗、消瘦等，如合并其他感染时还可有高热。发病早期可有贫血、体重减轻、容易疲劳、背部疼痛及放射痛，疼痛主要在脊柱病变部位，随病情变化发展疼痛逐步加剧，休息后疼痛症状可减轻或暂时消失，承重、行走和脊柱活动时疼痛加剧。大多病变常侵犯相邻两个或多个椎体，临床上患者常有脊柱活动受限、畸形、姿势异常，严重患者可出现寒性脓肿及窦道形成，甚至出现脊髓压迫征。大部分脊柱结核可通过上述临床特点判断得出诊断，但是早期与不典型脊柱结核患者临床特点不典型，诊断起来比较困难。

影像学技术包括 X 线片、B 超、CT、MRI 等，这些对于脊柱结核的早期诊断有重要价值，但只起辅助作用，不是诊断脊柱结核的金标准。脊柱结核 X 线片可看到椎体内圆形或不规则形的骨质缺损区，边缘不清，可有小死骨及椎体压缩、塌陷，椎间隙变窄或消失，以及椎旁脓肿形成，由于椎体骨质的进行性破坏及脊柱的承重关系，使椎体塌陷变扁或呈楔形。在破坏骨质的同时可产生大量干酪物质流入脊柱周围软组织而形成干酪性脓肿，长期的寒性脓肿可引起不规则的钙化。CT 与 MRI 检查较 X 线片能更好地观察病变情况，如椎体骨质破坏、死骨形成、椎管狭窄、椎体和附件的微小病变等，因此，X 线片示可疑结核时应行 CT、MRI 检查。CT 可清楚显示骨质破坏，尤其是较隐蔽和较小的破坏，更容易发现死骨及病理性骨折碎片，平扫结合增强检查可帮助了解脓肿位置、大小及其与周围大血管、组织器官的关系，并可显示脓肿或骨碎片突入椎管内的情况。在所有影像学诊断中 MRI 是显示脊椎结核病灶和范围最敏感的方法，尤其在早期有重要诊断价值，可发现椎体内早期炎性水肿和脊柱结核脓肿的蔓延。当 X 线检查无异常表现，CT 显示不清楚时，应用 MRI 既可以清晰显示受累椎体节段数和范围，又可以显示椎旁软组织情况。MRI 检查在诊断脊柱结核方面与 X 线片、CT 检查相比具有更高的敏感性和特异性。

椎体压缩或楔形变是影像学的常见征象。脊柱骨折与脊柱结核均可引起椎体变扁及楔形变。脊柱骨折可发于各种年龄的人，多有明显的外伤史，占全身骨折的 5%~6%，容易发生在脊柱活动较大的胸腰椎移行部（T_{11}~L_2），腰椎骨折居多，以单个椎体多见，一般为椎体上缘的前中部压缩，椎体呈楔形变，无侵蚀骨质破坏及椎间隙狭窄，可以见到骨折处椎旁软组织影，但局限、弧度小、密度淡。单纯性压缩或楔形变骨折 X 线表现为椎体前上部终板塌陷，骨皮质断裂，而后柱正常，致使椎体压缩或楔形变，椎间隙常保持正常，压缩不超过 50%，中后柱完整。而脊柱结核与脊柱骨折 X 线改变多有不同，结核脓肿影多呈梭形，边界清楚超过两个椎体，仔细读片仍会从中发现细微差异，再有从结核病和骨折好发部位分析，对诊断也有提示作用。另外，诊断结核的辅助检查，如 PPD、结核抗体、T-SPOT 等检查，以及行 CT、MRI、核素扫描、穿刺活检等检查均能够进行鉴别诊断，减少或降低误诊。

结合本病例，不难看出患者的症状体征及实验室检查相对符合脊柱结核的诊断，但由于结核及肿瘤在鉴别诊断上存在一定困难，导致在它科最初诊断上的失误，以及之后出现医疗策略的偏差。在收入骨科后，患者肌力及感觉均存在障碍，所以，解除压迫必不可少，再通过切开病灶清除来达到解除压迫的目的，通过术后抗结核治疗来达到彻底根治脊柱结核的目的。

病例点评

本例患者首发症状为双下肢无力及感觉减退，而未有明显的结核接触史及既往结核感染史，使得初诊诊断不明确，在第一次入院后的病理穿刺结果并没有穿刺出炎性坏死组织及肿瘤样病变组织，使误诊的可能性又大大增加。椎体感染性疾病不适合做椎体成形术。在行椎体成形术后，症状继续加重。第二次入院后患者完善T-SPOT实验显示结果为阳性，ESR 在 50mm/h，连续监测体温都未超过 37.5℃，为解决神经压迫，以及明确诊断，实行病灶清除后外侧植骨融合内固定术。术中冰冻切片证实患者的病变非恶性肿瘤而是炎症坏死。在充分刮除死骨及病灶后，通过病灶椎体上下各两个椎体的固定而达到恢复脊柱稳定性的目的。

胸椎结核多破坏椎体前中柱，椎体塌陷后容易导致脊柱后凸畸形，并出现脊髓压迫症状，所以，对于达到手术指征的患者应采取手术治疗。单纯后路病灶清除、植骨融合内固定术创伤小，脊髓减压充分，是常用的手术方式，其缺点是由于术野限制，病灶清除可能不够彻底，植骨融合率偏低。前后路联合手术病灶清除彻底，固定可靠，可以有效预防脊柱畸形的发生，但是该术式的缺点是手术时间长、创伤较大、失血量较多，术后并发症也相应增多，不适用于体质弱及老年患者。因为胸椎结核以前中柱受累为主，前路手术清除病灶比较彻底，尤其适用于受累节段较少的患者，缺点是术后后凸畸形加重的可能性较大。近年来，随着内镜技术的发展，胸腔镜辅助下微创手术治疗胸椎结核逐渐开展，其具有创伤小、显露清晰、病灶清除彻底、术后恢复快等优点。本例患者手术旨在明确诊断，解除神经压迫，故而选择了后路手术，在解除压迫的同时后外侧充分植骨增加其融合。

脊柱结核早期缺乏诊断特异性，若病史、临床特征及影像学检查结果不典型，会给诊断和治疗带来一定困难。临床工作中不典型脊柱结核的病例逐渐增多，脊柱结核误诊为脊柱骨折的情况时有发生，尤其是早期对不典型脊柱结核患者更易出现误诊或漏诊。对于胸椎结核的治疗，在借助外科手术治疗的同时，抗结核药物治疗同样至关重要，抗结核药物治疗要遵循早期、联合、适量、全程、规律的原则。本例患者在术前未经过系统的抗结核治疗，在术后坚持服用抗结核药物，我们将不断关注并随访患者结核控制情况。

（屠冠军）

笔记

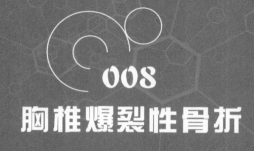

008
胸椎爆裂性骨折

📋 病例介绍

（一）临床表现

患者，男，34 岁。

主诉：摔伤后双下肢运动感觉障碍 1 天。

现病史：患者昨日于树上不慎跌落，在臀部着地后出现双下肢运动感觉障碍，遂就诊于所在市中心医院行相关检查后提示：T_{12} 椎体爆裂性骨折、压缩性骨折、T_{12} 棘突骨折。为行进一步治疗转入我院急诊科。发病以来精神状态尚可，无发热，未进食水，小便导尿中，大便未排，睡眠尚可。

专科查体：腰背部疼痛，双上肢肌力感觉未见明显异常，双下肢肌力感觉丧失，会阴区有感觉，不能自主排二便，膝反射左侧未引出，右侧未引出；踝反射左侧未引出，右侧未引出；Babinski 征左侧阴性，右侧阴性。ASIA 评级：B 级。TLICS 评分：8 分。VAS 评分：腰部 5 分，左下肢 0 分，右下肢 0 分。

（二）影像学检查

胸椎正侧位 X 线：T_{12} 爆裂性骨折、压缩性骨折（图 8.1）。胸椎 CT 平扫：T_{12} 爆裂性骨折、压缩性骨折（图 8.2）。胸椎 MRI：T_{12} 椎体爆裂、压缩性骨折，碎骨片突向椎管，椎管变窄，脊髓受压明显，T_{12} 棘突骨折（图 8.3）。

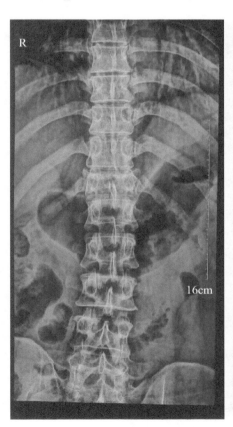
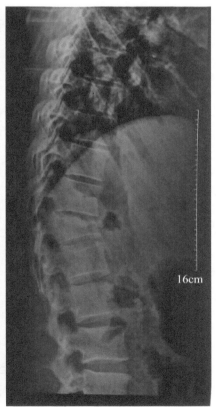

图 8.1　胸椎正侧位 X 线片

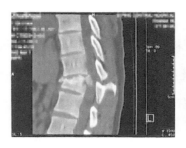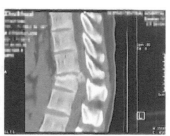

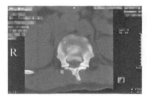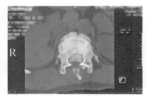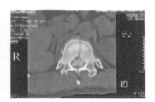

图 8.2 胸椎 CT 平扫

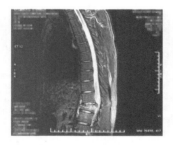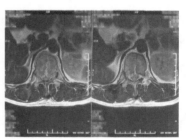

图 8.3 胸椎 MRI

（三）诊断

T_{12} 椎体爆裂性骨折，脊髓损伤（ASIA 评级 B 级）。

（四）治疗概要

患者入院后完善术前检查，无手术禁忌证，在全麻下行胸椎后路骨折复位椎管减压后外侧植骨融合内固定术。（手术要点及注意事项）术中右侧 T_{12} 椎板开窗减压，用 L 型铣子铣回骨块，行骨折复位，拍片显示骨折复位良好，椎间隙恢复正常。减压及骨折复位时避免脊髓损伤。于关节突外侧植骨，术中拍片见内固定位置良好。术后复查胸椎正侧位 X 线：骨折复位满意、内固定位置良好

（图8.4）。患者术后第4天拔掉引流管见切口愈合可，对患者行双下肢被动屈伸锻炼及按摩小腿周围肌肉，预防下肢深静脉血栓形成；定期翻身预防压疮；术后交代家属引导患者积极面对病情，预防心理疾病发生。

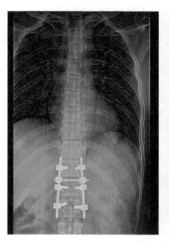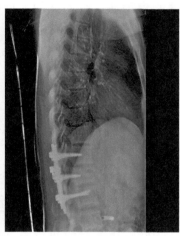

图8.4　术后复查胸椎正侧位 X 线片

（五）术后随访

术后转入康复医院，行康复治疗。腰部疼痛较术前缓解，感觉平面较术前有所下移，双侧大腿可有感觉。ASIA 评级：B 级。VAS 评分：腰部1分，左下肢0分，右下肢0分。患者于术后第7天出院，术后1个月随访，可带支具坐起，感觉及运动于术后未见明显变化。

病例分析

胸腰椎骨折占脊柱损伤的80%以上，其中以 $T_{11} \sim L_2$ 节段最常见，胸椎爆裂骨折又是临床上常见的脊柱外伤。胸椎爆裂性骨折多由组合暴力所致，损伤严重，病情复杂，骨折后患者的脊柱稳定性丧失，常合并脊髓马尾神经损伤，致残率较高。目前国内外对胸椎爆裂性骨折治疗方式的选择一直存在分歧和争议。

胸椎爆裂骨折手术治疗的目的是：①恢复脊柱正常的解剖结构；②使椎管获得减压，使患者的神经损伤症状得以恢复；③恢复脊柱原有的稳定性。有人认为无神经损伤症状的患者有以下情况仍需手术治疗：①后凸畸形大于30°；②超过50%的椎体高度丢失；③后柱的撕裂性损伤。也有人认为椎管占位大于40%的患者即使无神经损伤症状也应行手术治疗。

国外学者认为存在后纵韧带复合体损伤的前中柱骨折患者，因为脊柱失稳严重也应采取手术治疗。而国内学者认为，胸椎爆裂骨折的患者，病椎的压缩及中柱的严重破坏导致了脊柱的稳定性完全丧失，是后凸畸形发生的重要原因，甚至可导致迟发性的神经损伤，故认为胸腰椎爆裂骨折患者均需采取手术治疗。

现在胸椎爆裂骨折的手术治疗主要分三类，即前方入路、后方入路和前后方联合入路。手术入路的选择取决于椎体损伤的范围和程度、伤后时间，骨折的节段及医生自身的技术条件。

影像学MRI技术的进步能更精确地鉴别后侧韧带复合体损伤，对于评价胸椎爆裂性骨折的稳定性具有重要作用。根据后侧韧带复合体的形态学和完整性，以及神经功能情况和骨折的形态进行骨折分类，提出了胸腰段损伤评分系统（TLICS）。

损伤分类形态学为压缩（1分）、爆裂（2分）、平移或旋转伤（3分）、骨折脱位（4分）。通过MRI评估后侧韧带复合体的完整性，完整（0分）、部分损伤（2分）、完全损伤（3分）。神经功能状态完整（0分）、完全损伤（2分）、部分损伤（3分）。评分为5分或5分以上多采用手术治疗。评分为4分，则可根据其他临床情况决定是否采用手术治疗。本病例为高处坠落伤，T_{12}爆裂骨折，

MRI 提示后侧韧带复合体断裂，仅鞍区有感觉，双下肢感觉运动丧失，TLICS 评分为 8 分，应该行后方入路手术治疗。

病例点评

对于胸椎爆裂性骨折中突入椎管内骨块的处理，目前尚无统一的量化指标，需要结合神经损伤程度及 MRI 影像综合判断，存在神经损伤及椎管侵占程度大于 50%，要综合考虑手术过程中骨块间接复位程度，多数需要探查椎管，直接复位骨块。

了解骨块突入椎管的机制，有助于评估后纵韧带断裂情况和脊髓损伤情况，是选择治疗方案的重要依据。骨折块的位置、大小对胸椎爆裂性骨折治疗方案的选择具有一定的指导作用。本例患者骨折块没有翻转，说明后纵韧带保存完好，通过单纯后路椎弓根螺钉牵开往往能获得不错的减压和复位。椎体后上缘骨折块向后移位引起脊髓压迫，造成的椎管狭窄和神经功能损伤，不需要手术取出骨折块。

当胸椎爆裂性骨折椎管内骨折块侵占面积大于 35% 时，后纵韧带起重要作用。当骨折块面积已小于 35% 时，椎间盘纤维环在骨折块的复位中起主要作用。

胸椎爆裂性骨折中，椎体后上缘骨折块与后纵韧带连接紧密。当通过伤椎螺钉对骨折进行撬拨复位时，后纵韧带在纵行方向上的延伸，对骨折块产生了一个向上的拉力，而绷紧则间接产生了一个向前的推力，两力同时作用，能使椎管内骨折块得到较好的复位。突入骨块面积越大，后纵韧带效果越强。

本例患者突入椎管骨块面积超过 80%，术中需要全椎板切除探查椎管，通过伤椎螺钉对骨折进行撬拨复位时，后纵韧带的牵张对骨块产生一定的向前推力。当对伤椎进行撑开复位时，纤维环处于紧张状态，对椎体后上缘骨块产生一个向前和向上的拉力，也能对椎管内骨块的复位起到一定作用。经过上述处理后，再次探查椎管内突出骨块程度，将仍残留的部分骨块完全还纳入椎体内。

（焦　鹰）

009 腰椎间盘突出症

病例介绍

（一）临床表现

患者，女，50岁。

主诉： 右下肢疼痛、麻木1年余，加重伴右下肢无力1个月。患者1年前无明显外伤史，逐渐出现右下肢疼痛、麻木，期间进行药物等保守治疗效果不明显。近1个月加重，出现行走困难、无力感，二便正常。

专科查体： 约 L_4、L_5 水平腰椎棘突旁压痛，腰椎活动受限；右下肢足背痛温觉较对侧略减退；右足踇趾背屈肌力Ⅳ级；左侧膝、踝反射正常，病理反射未引出；右侧直腿抬高试验45°阳性。

术前 VAS 评分：腰痛 2 分，右腿痛 7 分。

（二）影像学检查

腰椎 MRI：L_4、L_5 间盘髓核组织突出，压迫硬膜囊和神经根，突出髓核组织位于椎管右侧旁中央，未见椎管狭窄（图 9.1）。腰椎间盘 CT：未见突出组织钙化或骨骺环损伤迹象，为软性压迫（图 9.2）。

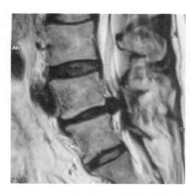
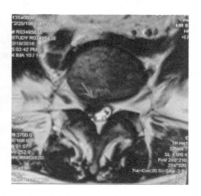

图 9.1　腰椎 MRI 示 L_4、L_5 右侧间盘突出，
右侧神经根受压（箭头示突出髓核组织）

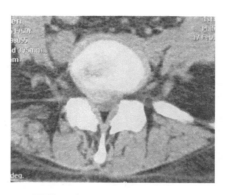

图 9.2　腰椎间盘 CT 示 L_4、L_5 右侧间盘突出

（三）诊断

腰椎间盘突出症（L_4、L_5）。

（四）治疗概要

入院后完善术前检查，择期行腰椎侧路椎间孔镜下 L_4、L_5 间盘髓核摘除术。患者采用俯卧位手术，局麻满意后，穿刺 L_4、L_5 右侧椎间孔，椎间孔环锯成形后置入工作通道（图 9.3）。椎间孔镜直视下摘除突出的髓核组织（图 9.4），直至神经根松弛（图 9.5）。术毕，即刻直腿抬高试验转为阴性（图 9.6）。第二天 VAS 评分腰痛 0 分，右腿痛 0 分，佩带支具下地活动。术后第 1 个月以休息为主，避免久坐。

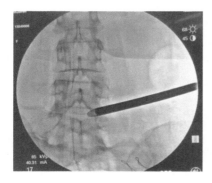

图 9.3　椎间孔镜工作通道置入

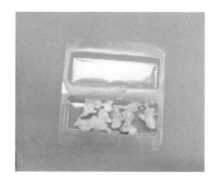

图 9.4　摘除的髓核组织

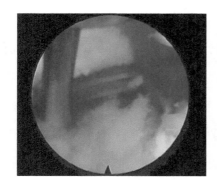

图 9.5　镜下探查神经根

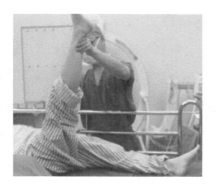

图 9.6　术后即刻直腿抬高试验转为阴性

（五）术后随访

术后 1 个月、3 个月电话随访，患者未出现症状反复。

59

病例分析

腰椎间盘突出症是一种常见病，主要是因为腰椎间盘各部分（髓核、纤维环及终板）发生退行性改变后，纤维环破裂，髓核组织从破裂处突出（或脱出）于后方或椎管内，导致相邻的脊神经根遭受刺激或压迫，从而产生腰部疼痛，一侧下肢或双下肢麻木、疼痛等一系列临床症状。腰椎间盘突出症以 L_4、L_5、L_5、S_1 发病率最高。结合本例患者病史、症状、体征及影像学特点，L_4、L_5 椎间盘突出症诊断明确。

从治疗上来讲，一般分为保守治疗和手术治疗。保守治疗的方法多样，以卧床休息、药物对症治疗为主。手术适应证主要有以下情况：①病史超过 3 个月，严格保守治疗无效或保守治疗有效，但经常复发者；②合并马尾神经受压表现；③受累神经支配区肌肉萎缩、肌力下降。本病例右下肢疼痛、麻木病史 1 年余，期间进行药物等保守治疗效果不明显，查体发现右足踇趾背屈肌力Ⅳ级，具有明确的手术指征。

手术方法可分为传统的开放间盘髓核摘除手术、显微镜下间盘髓核摘除手术及微创手术，主流的微创手术包括通道显微镜下间盘髓核摘除手术、椎间盘镜（MED）手术及经皮椎间孔镜手术等。经皮椎间孔镜手术是最为微创的一种手术方式，该内镜为单通道内镜，内镜上集中了器械工作、照明、冲洗及吸引管道。该类手术在局麻下进行，通过 7.5mm 皮肤切口，从患者身体侧后方进入椎间孔，在安全工作三角区实施手术。在内镜直视下可以清楚地看到突出的髓核、神经根、硬膜囊和增生的黄韧带，然后使用抓钳摘除突出髓核组织、射频电极修复破损纤维环。手术创伤小，出血可以不

笔记

计。一般术后第 2 天即可离床活动。本病例采用微创侧路椎间孔镜手术。当然其他手术方式亦可选择，除了疾病本身，还要根据医院的条件以及手术者的经验进行术式的选择。

但微创手术并不意味着无手术风险，开放手术具有的风险，侧路椎间孔镜手术中均有可能遇到。侧路椎间孔镜常见的手术并发症有神经损伤、硬膜撕裂、术后腰痛、椎间隙感染、间盘髓核组织残留及腹部脏器损伤等，要求术者在操作过程中谨慎操作、辨清解剖结构，同时留意患者的反馈，避免副损伤的发生。

病例点评

症状性腰椎间盘突出症在成人的发病率为 2%，是纤维环破裂，髓核组织突出压迫神经组织，产生疼痛、麻木、无力或大小便功能障碍等症状，8% 的发病人群发现可有后骨骺板损伤。查体通常可以发现椎旁肌痉挛、压痛，感觉、肌力减退，腱反射减弱或消失。鞍区的麻木常提示有马尾综合征。

影像学检查包括 X 线片、MRI、CT 等。X 线片检查用来评价脊柱序列、平衡、椎体发育有无异常等。MRI 可以清晰看到间盘突出与神经的位置关系。如果不能查 MRI 可行脊髓造影 CT 检查。CT 还可用来帮助评价是否合并骨骺环损伤。

保守治疗包括休息、药物、减重、牵引、注射等方法。

手术治疗的目的是提供充分的神经根减压，同时减少软组织损伤和医源性不稳的发生。手术可采用传统的中线入路椎板开窗髓核摘除术，也可采用微创的手术方法，包括通道及脊柱内镜等。通道下间盘髓核摘除术，一般通过 18 ~ 22mm 管道，经椎旁肌进入，进行髓核的摘除，虽然无确切证据证明其更优越的长期疗效，但其确实可以避免椎旁肌肉剥离，减少显露的时间和出血量。但同时较为局促的视野会有更长的学习曲线。脊柱内镜包括以空气为媒介的MED 和以水为媒介的全脊柱内镜。MED 与通道系统类似，但术者需观察显示器手术。1999 年，Yeung 介绍了 YESS 内镜系统是以水为媒介的全脊柱内镜，是多通道广角内镜，开启了水为媒介的全脊柱内镜新时代。2005 年，Hoogland 介绍了环锯椎间孔成形技术，进一步扩大了椎间孔镜处理椎管内病变能力。经历了十几年的飞速发展，全脊柱内镜可以处理颈椎、胸椎、腰椎各部位间盘突出和狭窄。腰椎入路上又发展为经椎间孔入路、经椎板间入路，对向入路、双通道等技术。

（刘欣春）

010
腰椎滑脱

📋 病例介绍

（一）临床表现

患者，女，48 岁。

主诉： 下腰痛 10 年，加重伴左下肢疼痛、麻木 1 年。

现病史： 患者 10 年前无明显诱因出现下腰部疼痛，未予以治疗，1 年前出现下腰部疼痛、活动受限加重伴左下肢疼痛、麻木，于当地医院保守治疗后未好转收入我院治疗。

专科查体： 下腰部疼痛，腰椎压痛、叩击痛阳性，前屈活动受限，左侧大腿后外侧疼痛，足背部麻木，右下肢感觉正常，双下肢肌力无明显异常，双侧 Babinski 征阴性，双侧直腿抬高试验阴性。ODI

笔记

评分：51.1 分。JOA 评分：7 分。VAS 评分：腰部 7 分，左下肢 3 分。

（二）影像学检查

腰椎正侧位及前屈后伸位 X 线：椎体轻度前滑脱，腰椎前屈受限（图 10.1、图 10.2）。腰椎椎体 3D-CT：L_4 椎体轻度前滑脱，腰椎前屈受限及 L_4 右侧椎弓根峡部裂（图 10.3）。

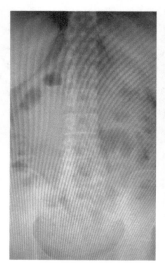
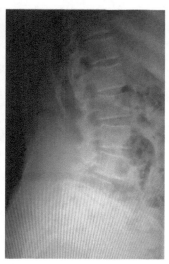

图 10.1　腰椎正侧位 X 线片示 L_4 轻度前滑脱

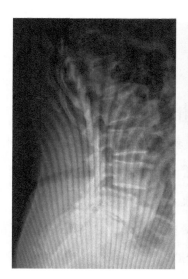
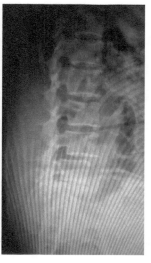

图 10.2　腰椎前屈后伸位 X 线片示腰椎前屈受限，椎间不稳

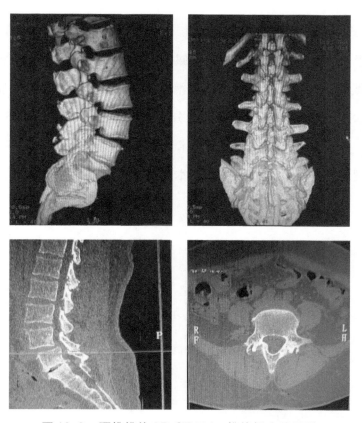

图 10.3　腰椎椎体 3D-CT 示 L_4 椎体轻度前滑脱

（三）诊断

腰椎前滑脱（L_4）。

（四）治疗概要

入院后积极完善术前检查，全麻下行腰椎后路 L_4 椎体滑脱复位及椎管减压椎间植骨融合内固定术，术中于 L_4、L_5 双侧置入椎弓根钉，切除 L_4 左侧椎板，L_4、L_5 间盘植入椎间融合器后上棒矫正 L_4 前滑脱，于关节突外侧植骨，术中拍片见内固定位置良好，滑脱矫正良好。术后予以激素、甘露醇止痛、消炎，对症治疗3天。

（五）术后随访

患者术后第 3 天拔除引流后佩带护具下地活动。复查腰椎正侧位 X 线片示：内固定位置良好，滑脱复位良好。（图 10.4）腰部疼痛较术前缓解，ODI 评分：22.9 分。JOA 评分：11 分。VAS 评分：腰部 1 分，左下肢 0 分。患者于术后第 5 天出院。术后 3 个月随访，患者腰腿部症状均恢复，并已基本恢复生活劳动功能。

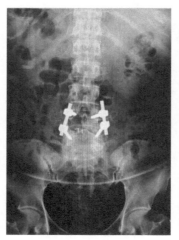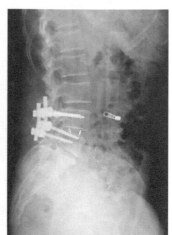

图 10.4　术后复查腰椎正侧位 X 线片

病例分析

腰椎滑脱最早是由 Kilian 在 1854 年提出，由希腊文 spondylo（椎体）和 listhesis（滑移）集合而成。由于先天或后天的各种原因，腰椎的一个椎体相对邻近椎体向前滑移，即为腰椎滑脱。腰椎滑脱可导致椎管内马尾神经或相应神经根受压，脊柱应力传导异常，以腰痛或下肢放射性疼痛、麻木等为主要表现，是临床上常见的骨科疾病，也是慢性腰痛的常见原因，发病率约为 8%，发病年龄以 45 ~ 70 岁较多，并且随年龄的逐渐增长，该病发生的可能性也相应提高。

按照 Wiltse 分型，可将腰椎滑脱分为五大类型：①发育不良性；②峡部裂性；③退变性；④创伤性；⑤病理性。而 Meyerding 分型则利用侧位 X 线片对滑脱的程度进行划分，主要是基于滑脱的椎体对应其下一椎体滑移的百分比。Ⅰ度滑脱小于 25%，Ⅱ度滑脱介于 25%～49% 之间，Ⅲ度滑脱在 50%～74% 之间，Ⅳ度滑脱为 75%～99%，如果椎体滑移至下一椎体水平以下则为 V 度滑脱。对于老年患者，腰椎的退行性病变容易导致腰椎间盘间隙狭窄，韧带张力性作用减弱，脊柱的背伸肌群紧张，长期的肌肉紧张作用容易导致脊柱局部发生痉挛，增加椎体间的作用力，使得腰椎滑脱的发生率增加。临床上常见的腰椎滑脱为椎弓根峡部的连续性中断及退变性腰椎滑脱。

对于轻度腰椎滑脱（Meyerding Ⅱ 度以下）和单纯峡部裂无明显滑脱的患者，无需特殊治疗。当滑脱患者出现明显下腰痛、间歇性跛行及下肢神经受累症状时，应首先选择保守治疗，可选择物理治疗、功能锻炼、局部封闭等治疗方法。对疗效不佳及症状较严重的患者，建议行手术治疗。相对邻近椎体的滑移导致脊柱不稳是腰椎滑脱发病的主要病理解剖基础，因此，针对滑脱的复位应该是制定治疗方案的依据和基础。椎弓根内固定系统是目前得到广泛认可的稳定性较佳的脊柱内固定系统，它可以通过手术器械的配合使用撑开间隙、提拉滑脱椎体，从而达到复位稳定的作用。椎弓根钉内固定系统可以承载绝大部分轴向应力和剪力，有效恢复脊柱的生理功能，同时防止滑脱的复发。

良好的椎间融合是取得良好减压效果的保障，同时也是维持椎间稳定、避免内固定失效的基础。脊柱融合是通过诱导成骨作用最终形成长期坚强的生物学融合，从而消除滑脱病变椎体间的不稳定因素，改善相关症状。通过辅助内固定，增加局部稳定，可大大提高骨融合率。根据融合位置不同可分为后外侧融合（posterolateral fusion，PLF）、椎体间融合（lumbar interbody fusion，LIF）和360°融合。

后外侧融合属于椎管外操作，手术操作简单、出血少、手术时间短；同时对神经功能影响小；植骨位置是关节突外侧部分、小关节之间及横突。但后外侧植骨局限于脊柱后柱部分，缺少前中柱支撑作用，同时植骨区需承受较强张力，容易出现假关节和植骨不愈合。同时椎弓根螺钉内固定系统需承受较大的应力，容易断钉、断棒，晚期腰背痛发生率高，因此，目前临床较少单独应用PLF。

椎体间融合可提供椎间纵向支撑及相对较大的移植空间，恢复了椎间隙的高度，使脊柱拥有更好的稳定性。椎体骨质血供丰富，在垂直应力环境下植骨更易融合。目前认为，椎体间融合联合椎弓根钉内固定是最好的脊柱融合手术方式。按照不同入路可分为前路椎体间融合（anterior lumbar interbody fusion，ALIF）、后路椎体间融合（posterior lumbar interbody fusion，PLIF）和经椎间孔椎体间融合（transforaminal lumbar interbody fusion，TLIF）。ALIF一般适用于有脊柱后路手术史、神经根周围瘢痕组织增生严重影响椎间盘显露的患者。但前路手术需经腹或腹膜外入路，邻近重要血管神经，容易发生医源性损伤。PLIF能通过后方单一入路完成滑脱复位、神经减压和植骨融合内固定等全部手术步骤，疗效满意。其中，PLIF合并椎间植骨融合治疗腰椎滑脱效果最佳，较单纯PLF具有明显优势。TLIF手术通过切除一侧关节突关节进入椎间隙进行相关手术操作，减少了对神经根的牵拉刺激；同时保留了对侧关节突和椎弓根，减小了对脊柱稳定性的影响，其手术时间、术中出血量等相关指标优于PLIF。

多节段腰椎滑脱患者整个脊柱序列紊乱，应力传导失衡，向前滑脱的应力较单节段腰椎滑脱患者大。因此，为维持复位效果，减少术后复位丢失，可联合使用 PLF、ALIF、PLIF、TLIF 等多种术式以增加植骨范围、接触面积和植骨量，力求达到环脊柱 360°植骨，从而保证脊柱融合的永久稳定。

腰椎滑脱不同于其他脊柱退变性疾病，有着独特的病理生理学基础和演变进展过程，医生应在仔细了解病史，认真体检，综合评估病情后，结合临床实际制定相应个体化的治疗方案。

🔲 病例点评

本病例患者的主要症状为腰腿部疼痛及活动受限，虽然腰椎滑脱为轻度，但病史较长且尝试长时间保守治疗后症状未缓解，符合手术治疗指征。及时完善影像学检查及肌电图等术前检查，以除外其他来源性腰腿痛，如血管源性腿痛等。患者主要下肢症状位于左侧，影像学资料回报峡部裂位于右侧，本次手术减压采用左侧椎板切除减压，而术后患者左下肢症状缓解良好。传统的全椎板减压、扩大侧隐窝及神经根管减压使神经根在各个节段上得到充分减压，并彻底去除所有的压迫因素，取得良好的短期临床效果，但椎管减压造成对腰椎结构的破坏，使腰椎的稳定性进一步下降。半椎板减压较全椎板减压较多地保留了后柱骨性结构的完整性，减少了对椎管内组织结构的破坏，术后局部形成的瘢痕面积较小，减少了术后椎管狭窄发生率的同时实现精准减压，可以取得良好的临床效果。本次手术运用 360°融合，即 PLIF 合并 PLF，联合椎弓根螺钉内固定治疗腰椎滑脱。通过环形融合使滑脱节段在前、中、后三柱均重建生物力学稳定，从而增加融合范围，同时也使峡部裂得到稳定，避免假关节形成，减少内固定失败和再滑脱的发生，并且可以彻底减压，促进滑脱复位，增加植骨融合面积和植骨量，提高融合速度和融合质量，改进手术疗效。

（王　丰）

011 腰椎化脓性骨髓炎

病例介绍

（一）临床表现

患者，男，62岁。

主诉： 腰部疼痛半月余，加重伴双下肢疼痛、麻木5天，双足肌力减退4天。

现病史： 患者半月前无明显诱因出现腰骶部疼痛活动受限伴发热，体温最高39℃，自服头孢克肟及退热药物，体温可降至正常。之后腰部疼痛逐渐加重，夜间明显，影响睡眠。5天前无明显诱因出现双下肢疼痛、麻木，左侧为重，就诊于某医院，给予对症镇痛治疗。4天前出现双足肌力下降致不能行走。患者为求进一步治疗来我院。患者发病以来饮食可、睡眠差、二便正常、体重无减轻。

专科查体：腰部压痛、活动受限伸膝肌力左侧Ⅴ级，右侧Ⅴ级；踝背屈肌力左侧Ⅱ级，右侧Ⅲ级；踝跖屈肌力左侧Ⅳ级，右侧Ⅳ级；跗趾背屈左侧肌力0级，右侧0级；跗趾跖屈肌力Ⅳ级；双侧小腿外侧及足外侧感觉减弱；膝反射左侧正常，右侧正常；踝反射左侧未引出，右侧未引出；Babinski征左侧阴性，右侧阴性；直腿抬高试验左侧阴性，右侧阴性。

（二）影像学检查

腰椎正侧位X线：L_5/S_1间隙狭窄。腰椎MRI：L_5/S_1间盘炎性侵蚀，椎管内炎性团块形成（图11.1）。

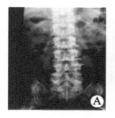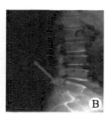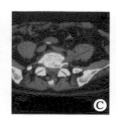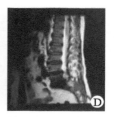

图11.1　患者术前腰椎X线片（A、B)、腰椎CT（C）及腰椎MRI（D）

（三）诊断

腰椎化脓性骨髓炎。

（四）治疗概要

入院后完善术前检查，无手术禁忌证，在全身麻醉下行腰椎后路椎板切除椎管减压＋炎性间盘组织切除术。术中采用腰椎后入路（图11.2），患者麻醉后，取俯卧位，常规皮肤碘伏消毒3遍，铺无菌手术巾，正中纵行切口，长约7cm，切开皮肤，双侧骨膜下剥离椎旁肌至椎小关节处，软组织内未见积脓，单爪钩撑开切口，显露$L_5 \sim S_1$椎板，拍片定位。切除L_5椎板及部分S_1椎板上缘，先于左

侧探查 L_5 神经根及感染病灶，见病灶、硬膜囊及神经根粘连严重，未见明显脓汁，已形成机化组织。仔细分离探查神经根，并清除椎管内及 $L_5 - S_1$ 椎间隙病变组织，见 L_5 神经根松弛。将摘除的病变组织送术中冰冻及行细菌培养，同样方式处理右侧。最后探查 L_4、L_5 间盘，见 L_4、L_5 间盘未受累及。碘伏水、庆大盐水反复冲洗，探查椎管，神经根无卡压，无碎片残留。于切口左上置入冲洗管，右下置入引流管，逐层缝合，检验冲洗管和引流管通畅。切口覆盖一次性负压吸引材料，接负压后，见密闭性良好。缝合、术闭。

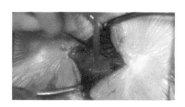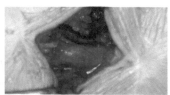

图 11.2　术中所见

术后根据患者恢复情况酌情考虑行二期内固定术，术后手术切口处持续冲洗引流。在血 CRP 浓度接近正常值且冲洗液体细菌培养连续 3 次阴性则拔除引流管。后静脉滴注抗菌药改为口服抗生素 4 ~ 6 周。患者于术后第 1 ~ 2 周血中 C 反应蛋白（CRP）浓度范围及其均值由术前的 223.0mg/L 下降至术后的 63.0mg/L。

（五）术后随访

末次随访时，患者经后期康复锻炼，下肢肌力明显改善，腰骶部疼痛感消失，无发热症状，血中 CRP 处于正常水平范围。根据 Przybylski 腰椎化脓性骨髓炎术后患者的治愈标准（无下肢疼痛感、无腰椎不稳表现、椎管内脓性组织消失、血中 CRP 含量处于正常水平），患者达到临床治愈标准。其中 1 例获访的手术患者术前腰椎正侧位 X 线片可见 L_5/S_1 间隙狭窄，术前核磁可见 L_5/S_1 间盘炎

73

性侵蚀，椎管内炎性团块形成。术后第 8 个月来院复查腰椎 X 线片前屈后伸位可见矢状位上腰椎椎体序列排列整齐，稳定性良好，椎管内炎性组织消失（图 11.3）。该例患者术后完全达到临床痊愈标准，疗效较为满意。

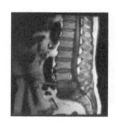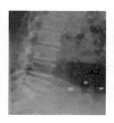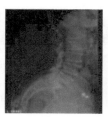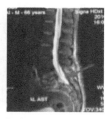

图 11.3 术后椎 X 线片及腰椎 MRI 示病变节段椎体序列良好，椎管内脓性组织消失

病例分析

　　腰椎化脓性骨髓炎患者临床上并不常见，各类辅助检查及临床症状、体征均缺少特异性，患者在疾病早期往往仅表现为腰部疼痛、活动受限、发热，休息后不缓解，临床诊断较为困难。致病菌群通常为金黄色葡萄球菌、大肠杆菌，其他菌群较少见，包括链球菌、沙门菌、肺炎球菌、假单胞菌、幽门螺杆菌。多数研究认为，病理活检及病原微生物检查是诊断腰椎化脓性骨髓炎的金标准，2～3 次血培养阳性有诊断意义。也有学者认为，腰椎化脓性骨髓炎的诊断，尚需要综合评估临床症状和生化检查、影像学检查及病理检查。尽管如此，该种疾病误诊率及漏诊率依然较高，所以疾病早期的诊断对后续的治疗很重要，直接影响疾病的预后。我们认为腰椎化脓性骨髓炎的致病机制及其易感因素对疾病早期诊断有重要指导作用，腰椎化脓性骨髓炎症的发生多数是以血液传播为主，其次是感染局部蔓延。高龄、糖尿病、合并其他部位的感染、免疫系统

笔记

疾病是该疾病的主要易感因素，我们认为年龄≥60岁且合并一项或多项高危因素发病风险较高，对于这类患者一旦出现腰部顽固性疼痛伴随CRP、降钙素原、白细胞升高，应高度怀疑腰椎化脓性骨髓炎的可能性，这对疾病的早期诊断及预防有一定意义。腰椎化脓性骨髓炎病例罕见，实验研究的样本量少，对于该种方式是否可以有效降低漏诊率，尚需进一步增加样本量，来更好验证所得结论。

病例点评

抗菌及腰部制动仍是腰椎化脓性骨髓炎的基础治疗。原发性腰椎化脓性感染多数情况下可以通过非手术治疗得到痊愈，只有10% ~ 20%的患者需要手术治疗。所以，手术指征的探究比较重要，目前腰椎化脓性骨髓炎的手术指征主要包括：①椎管内外空间改变，导致继发性的神经卡压；②腰部可触及明显脓肿包块或者硬膜外出现脓肿；③保守治疗失败。对于保守治疗有效性的评判说法不一，有人认为保守治疗6周后的临床症状改善，也有人认为静脉滴注和口服抗生素序贯疗法治疗1个月血沉值（ESR）下降是保守成功的标志。但我们认为保守治疗的成败应结合患者症状、保守时间及动态的实验室检测来综合评估。其中，实验室检查的动态监测较为重要，应用普遍。有研究认为在腰椎化脓性骨髓炎患者中白细胞计数敏感度较低，CRP及ESR对腰椎感染都具有较高的敏感性，但非细菌感染中CRP往往升高并不明显，本组研究病例90%患者的CRP浓度异常增高，而白细胞及降钙素原仅为40%和60%。所以细菌性感染性疾病诊断方面CRP优于ESR及白细胞（WBC）。凡抗菌治疗有效者，CRP浓度可以迅速降低，以CRP值为评估炎性控制程度的主要参考指标，并绘制成折线图，其中血CRP指标改善

 笔记

率＝CRP恢复正常值的患者累计例数÷入院时CRP异常的总例数。可见疗程5~6周后的曲线部分平坦，上升缓慢。将近85.0%的患者CRP指标恢复正常，15%的患者有好转趋势。所以，严格5~6周的保守治疗可作为评价保守治疗成败的重要时间点。严格保守治疗5~6周，CRP指标下降，可视为保守治疗有效。

（孟小童）

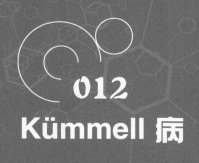

012
Kümmell 病

📋 病例介绍

（一）临床表现

患者，女，82 岁。

主诉： 胸背部疼痛 8 个月，加重 3 个月。

现病史： 患者 8 个月前无明显外伤出现胸背部疼痛，活动略受限，未行检查及治疗。后经休息疼痛消失，可正常行走。近 3 个月背部又出现疼痛，并逐渐加重，目前不能久站，行走距离受限。现为求进一步诊治来骨科。

专科查体： 背部局部棘突叩痛阳性，胸腰椎屈伸活动度降低，神经系统查体无阳性表现。

（二）影像学检查

胸椎 X 线及 CT：T_7、T_{10}、T_{12} 压缩性骨折。T_{10} 椎体内"裂隙征"（图 12.1）。胸椎 MRI：T_2 像中 T_{10} 椎体内低信号改变，T_7、T_{12} 陈旧性骨折（图 12.2）。骨密度检查：腰椎、髋关节平均 T 值分别为 −2.8 和 −2.6。

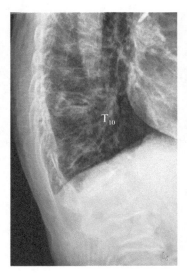
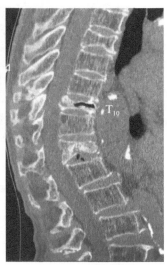

图 12.1　胸椎 X 线片及 CT 示 T_{10} 椎体压缩，椎体"裂隙征"，
T_7、T_{12} 椎体压缩改变

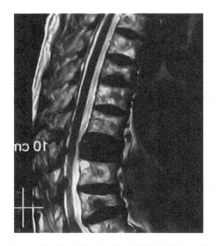

图 12.2　胸椎 MRI 示 T_{10} 椎体裂隙内低信号

（三）诊断

T$_{10}$椎体 Kümmell 病，T$_7$、T$_{12}$陈旧性骨折，骨质疏松症。

（四）治疗概要

完善术前检查，无手术禁忌证，行天玑骨科机器人辅助 T$_{10}$椎体成形术（PVP）。通过骨科手术机器人操作系统规划单侧椎弓根导针置入路线，机器人的机械臂自动伸展，套筒精准定位到患者皮肤表面，用电钻经皮将克氏针置入椎体（图12.3）。沿克氏针锤击骨水泥工作套管至椎体，在透视监测下，适时、间隔、低压地将骨水泥缓慢注入椎体，避免骨水泥外漏（图12.4），待骨水泥凝固后旋转取出工作套管，切口给予消毒包扎。患者第2天佩带支具即可下地活动，背部疼痛明显缓解，疼痛评分（VAS）由术前6分改善至2分。

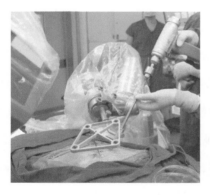 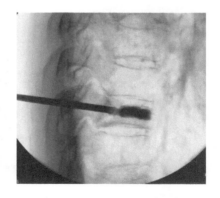

图12.3　在骨科机器人引导下　　　　图12.4　术中 Kümmell 病椎体
　　　将导针置入椎体　　　　　　　　　　骨水泥注入情况

（五）术后随访

术后3个月胸椎 X 线提示：T$_{10}$椎体内骨水泥填充良好，椎体高度部分恢复（图12.5）。VAS 评分为1分。

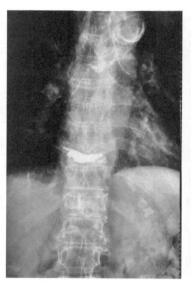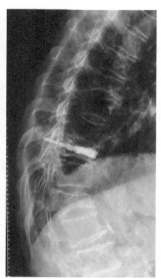

图 12.5 术后胸椎正侧位 X 线片

病例分析

Kümmell 病最初由德国医生 Kümmell 于 1895 年进行描述，此后又称骨质疏松性椎体压缩性骨折不愈合、创伤后椎体迟发性骨坏死、椎体内假关节等，影像学多表现为迟发性椎体塌陷、特征性的椎体裂隙征等。Kümmell 病的常见临床表现为患者经历轻微外伤后出现腰背部疼痛，经过好转后疼痛再现、加重，可进一步发展为脊柱后凸畸形。Kümmell 病分为 5 个阶段。①初始损伤期：脊柱 X 线检查正常；②后创伤期：患者可有轻微腰背疼痛不适，但不影响功能；③隐匿期：基本无症状，持续数周至数个月；④复发期：在骨折的相应区域出现进行性加重的疼痛；⑤终末期：出现持续的脊柱后凸畸形、脊髓压迫。本例患者 8 个月前无明显外伤出现胸背部疼痛，后经休息疼痛消失，近 3 个月背部又出现疼痛，并逐渐加重，影像学提示椎体内裂隙现象，符合 Kümmell 病的临床特点。

笔记

Kümmell 病一般不会自然愈合，采用传统的卧床、支具固定等非手术治疗常常无效。目前手术治疗该疾病尚没有统一的方案。该患者高龄，而且由于骨质严重疏松，开放内固定手术风险高，并发症多，即使是使用椎弓根螺钉强化技术进行固定仍然容易出现内固定失败、融合率低等并发症。经皮椎体成形（PVP）具有微创、稳定骨折、快速缓解疼痛、部分恢复椎体高度等优点，在临床上已被广泛用于骨质疏松性椎体压缩性骨折的治疗。研究支持对不伴神经功能损伤的 Kümmell 病，采用 PVP 是安全有效的治疗方案。该患者采用机器人辅助 PVP 微创手术治疗，单次、单侧椎弓根穿刺即可使穿刺针精准达到椎体理想的骨水泥注射位置，大大提高了 PVP 手术的精度和安全性。术后该患者背部疼痛明显缓解，第 2 天即可下地活动。此外，该患者还接受了规范的抗骨质疏松的药物治疗，如钙剂、维生素 D 及双膦酸盐。

病例点评

Kümmell 病多发于 50 岁以上中老年女性，好发于胸腰段，常伴有骨质疏松。疾病早期症状轻微，容易延误诊治，晚期椎体塌陷，椎体内假关节形成伴脊柱后凸畸形，常常引发严重的顽固性腰背部疼痛，部分患者甚至出现脊髓压迫症，影响老年患者的生活质量。该病例患者发病经历了背部疼痛、缓解、再疼痛、疼痛持续加重的演变过程，结合患者是高龄女性，骨密度提示骨质疏松症，以及 T_{10} 椎体内裂隙征的影像学表现，符合 Kümmell 病诊断。

Kümmell 病的治疗应以稳定骨折和缓解疼痛为目的。该疾病保守治疗效果差，应选择手术治疗，手术治疗方式应根据患者身体状态、合并症、椎体压缩程度及有无神经学症状等来选择。此外，综

笔记

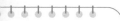

合评估患者状态，T_7、T_{12}椎体为陈旧性骨折，已愈合，不是背部疼痛的原因，故选择对 T_{10} 椎体行 PVP 手术治疗。

应用骨科机器人规划穿刺的位置和方向，经皮将导针精准置入椎体裂隙中，降低了传统 PVP 经椎弓根穿刺及骨水泥渗漏的风险。该疾病椎体内注入的骨水泥需填充整个空隙来维持椎体稳定性，同时椎弓根部位骨水泥的"拖尾"能增加术后椎体裂隙内骨水泥的稳定性，减少术后并发症的发生。此疾病还应重视规范的抗骨质疏松的药物治疗。

（袁　伟）

013
青少年特发性脊柱侧凸

病例介绍

（一）临床表现

患者，女，14岁。

主诉： 发现脊柱侧弯1年。

现病史： 患者于1年前发现脊柱侧弯，主胸弯60°。今为求进一步治疗来我院。

专科查体： 脊柱活动度正常，无压痛及叩击痛，四肢、关节未见异常，活动无受限，双下肢无水肿，四肢肌力、肌张力正常。腹壁反射正常引出，双侧肱二、三头肌腱反射，膝腱反射，跟腱反射正常引出，双侧Hoffmann征阴性，Babinski征阴性，踝阵挛阴性，扑翼样震颤阴性，Kernig 征阴性，Brudzinski 征阴性。

（二）影像学检查

脊柱全长正侧位 X 线：主胸弯 60.2°，上胸弯 49.3°，腰弯 33.1°，胸椎前凸 25.2°（图 13.1）。

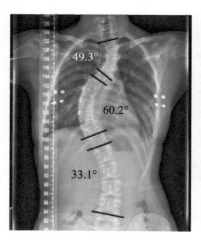
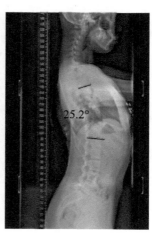

图 13.1　脊柱全长站立位正侧位 X 线片

（三）诊断

青少年特发性脊柱侧凸（Lenke 2A - 型）。

（四）治疗概要

患者入院后完善术前检查，无手术禁忌证，在全麻下行机器人辅助皮下经肌间置钉（robot assisted subdermal intermuscular pedicle screw technique，RA-SIPST）微创矫形植骨融合内固定术。患者全麻成功后取俯卧位，安放神经诱发电位监测。常规碘伏消毒，铺无菌手术巾。3D-C 形臂扫描完成图像采集，通过骨科手术机器人操作系统规划脊柱后路内固定系统（UPASS）Ⅱ胸腰椎椎弓根空心螺钉导针的置入路线。根据设计好的进针路线，机器人的机械臂自动伸展，将安装在"手臂"末端的套筒精准定位到患者皮肤表面。按照手术规划，

于 T_2 ~ T_4、T_6 ~ T_9、T_{11} ~ L1 左侧椎弓根置入克氏针，T_2、T_3、T_6 ~ T_9、T_{11}、L_1 右侧椎弓根置入克氏针，透视显示导针位置与前期规划完全一致。

将全部导针在皮肤表面 1cm 处剪断，根据导针残端位置采用胸背部正中三段小切口切开皮肤皮下至筋膜层，皮下剥离筋膜层暴露导针残端，将导针残端从皮下翻出，沿导针残端的方向，套筒肌间扩张软组织（图 13.2、图 13.3），于肌间置入胸腰椎后路 UPASS Ⅱ 椎弓根螺钉，透视显示椎弓根螺钉位置满意。肌间入路暴露 T_2 ~ L_1 节段双侧小关节，枪钳咬除小关节。另切口于右侧髂后取骨。将自体碎骨块及人工骨铺陈于两侧小关节植骨床处植骨。肌间穿棒，旋棒矫形，凹侧撑开，凸侧加压，锁紧螺帽，透视验证钉棒位置及矫形效果良好，做唤醒试验，患者醒后双下肢可活动。逐层缝合，手术完成后未放置引流管。

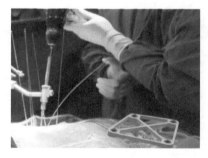 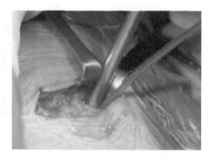

图 13.2　根据手术机器人规划置入导针　　图 13.3　软组织扩张示意图

（五）术后随访

术后脊柱全长站立位正侧位 X 线片示主胸弯矫正率达 70%，前凸矫正（图 13.4），患者术后身高增加 4cm，双肩等高，术后第 3 天离床活动。术后半年随访，复查脊柱全长站立位正侧位 X 线示内固定位置良好（图 13.5）。

笔记

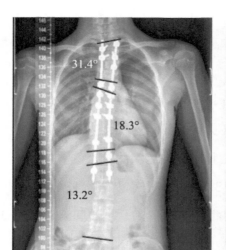
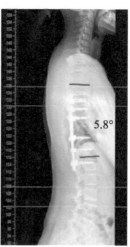

图 13.4　术后脊柱全长站立位正侧位 X 线片

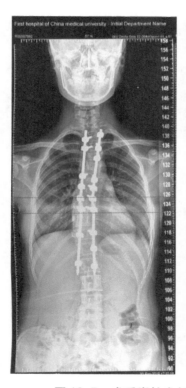
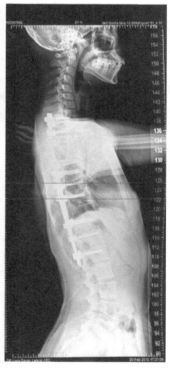

图 13.5　术后脊柱全长站立位正侧位 X 线片

病例分析

特发性脊柱侧凸是最常见的结构性脊柱侧凸（脊柱侧弯），占脊柱侧凸（脊柱侧弯）总数的 80% 左右。尽管对于特发性脊柱侧凸（脊柱侧弯）的病因进行了大量研究，但至今其病因尚不明确，所以被称为特发性脊柱侧凸（脊柱侧弯）。根据发病年龄一般将特发性脊柱侧凸（脊柱侧弯）分为 3 种类型：婴儿型（infantile idiopathic scoliosis，IIS，0～3 岁）；儿童型（juvenile idiopathic scoliosis，JIS，3～10 岁）；青少年型（adolescent idiopathic scoliosis，AIS，10～18 岁后）。其中，AIS 最为常见，占特发性脊柱侧凸（脊柱侧弯）人群的 80% 左右。

AIS 相对较常见，10～18 岁年龄组的青少年有 2%～4% 的发病率，多数侧弯的度数较小。青少年型特发性脊柱侧凸患者多有脊柱偏离中线，两肩不等高，弯腰时两侧背部不对称，两肩胛一高一低，即剃刀背征，两侧腰腹部皱褶皮纹显著不对称等临床表现。但绝大多数患者可以正常生活，在一定情况下，AIS 侧弯的进展常伴有肺功能下降和后背痛。胸弯如果大于 100°，用力肺活量通常下降到预期值的 70%～80%。肺功能下降通常继发于限制性肺疾患，如果严重脊柱侧凸损害肺功能，患者早期有可能死于肺源性心脏病。

Lenke 等人以脊柱冠状面、矢状面、轴位三维因素为基础提出了 Lenke 分型系统。Lenke 分型根据主侧弯的位置和次要侧弯的结构性特征来确定侧凸类型（共 6 型）。本例患者为双胸弯，胸弯是主弯，近段胸弯是结构性次要侧弯，胸腰弯、腰弯是非结构性次要侧弯；骶骨正中垂线（CSVL）在稳定椎以下的腰椎椎体两侧椎弓根之间穿过；T_5～T_{12} 后凸角度小于 10°。综合判定为 Lenke 分型标

笔记

准 2A - 型，通常治疗该类型 AIS 一般采用手术治疗。主要手术目标是矫正脊柱畸形和恢复冠状及矢状平衡。传统脊柱侧凸矫形后路手术切口长，需广泛剥离椎旁肌，创伤大，出血多，无法实现术后快速康复。徒手置钉准确性差、安全性低，螺钉位置、方向、长度不理想是造成一系列并发症的重要原因之一。为解决上述 AIS 传统开放手术在临床治疗中面临的问题，部分学者尝试使用微创矫形技术治疗 AIS。

AIS 治疗方式要根据弯曲度的大小进行选择，可分为严密观察，支具治疗和手术治疗。①弯曲角度 Cobb 角 < 25°的应严密观察，以 3 ~ 6 个月为间隔，拍摄脊柱全长正侧位片进行比较；②弯曲角度 Cobb 角在 25° ~ 40°之间的应行支具治疗，也需要以 3 ~ 6 个月为间隔，拍摄脊柱全长正侧位片进行比较；③弯曲角度 Cobb 角 > 40°，进展的概率较大，如果患者未发育成熟，应考虑手术治疗。本例患者脊柱全长站立位正侧位 X 线片示主胸弯 60.2°，上胸弯 49.3°，腰弯 33.1°，胸椎前凸角度 25.2°，诊断为 AIS Lenke 2A - 型。经术前讨论规划拟行 RA - SIPST 微创矫形植骨融合内固定术。

术中可能遇到的问题及注意事项：①患者全身麻醉成功后，取俯卧位，安放神经诱发电位监测避免神经损伤。②机器人辅助皮下经肌间置钉技术将全部导针在皮肤表面 1cm 处剪断，根据导针残端位置采用胸背部正中两段或三段小切口切开皮肤皮下至筋膜层，皮下剥离筋膜层暴露导针残端，将导针残端从皮下翻出，沿导针残端的方向，套筒肌间扩张软组织，于肌间置入胸腰椎后路椎弓根螺钉，若透视显示椎弓根螺钉位置不满意，应及时 3D - C 形臂扫描验证，必要时改为传统开放手术。③小关节植骨及穿棒矫形后，透视验证钉棒位置及矫形效果良好，做唤醒试验，患者醒后双下肢可活动，逐层缝合。术后 3 天下床活动，佩带支具

笔记

1 个月进行功能锻炼。

📋 病例点评

　　随着脊柱内固定技术的发展，AIS 后路矫形手术已成为其治疗的常用方法。传统脊柱侧凸矫形后路手术切口长，损伤大，并且徒手置钉准确性差、安全性低，螺钉位置、方向、长度不理想是造成一系列并发症的重要原因之一。目前，手术机器人技术在全球范围内被广泛研究及应用。手术机器人可以突破人眼睛和手的限制，可以将骨骼影像三维立体化输出完成术前规划，并且动作控制力强，操作精度高、可重复性好、稳定性佳。

　　常规骨科手术机器人辅助手术是机器人根据患者三维扫描影像协助医生完成螺钉置入位置、方向及长度的手术规划，从而指挥机械臂自动完成螺钉置入的精确定位，医生按此定位，在皮肤上做小切口后将套筒经皮插入抵至骨面完成导针置入，即可顺利完成螺钉置入操作，虽然提高了椎弓根螺钉内固定术的精确度和安全性，但对于需长节段固定融合的 AIS 矫形手术，两排较多小切口影响患者整体美观度，很难获得患者满意。RA－SIPST 特点是在手术机器人的精准辅助下皮外定位，套筒抵至皮肤表面后不切开皮肤，而将导针直接刺入皮肤抵至骨面，验证导针位置满意后，再将导针置入椎弓根，之后剪断导针并将其残端从皮下翻出，经肌间置入螺钉。机器人的精准性为实现手术微创化创造了有利条件。本病例采用三段小切口，应用 RA－SIPST 成功完成 Lenke 2A－型 AIS 微创矫形植骨融合内固定术。该术式无需广泛剥离椎旁肌，创伤小、出血少、术后并发症少、离床时间早。骨科机器人辅助下脊柱侧凸的微创矫形治疗实现了术式的创新和技术的突破。一改传统手术需依靠充分显露解剖结构标识及术者经验完成置钉的操作，能够将精准与微创有效结合。机器人辅助下的微创矫形为 AIS 的治疗开创了新方法，拓展了骨科机器人辅助手术的应用领域。

（丛　琳）

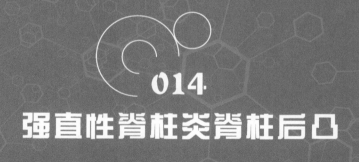

014 强直性脊柱炎脊柱后凸

病例介绍

(一) 临床表现

患者，男，43 岁。

主诉：颈腰前屈 10 年，加重半个月。

现病史：患者在 25 年前出现腰部活动受限，于当地医院诊断为强直性脊柱炎，对症服药，具体不详。10 年前出现颈腰前屈，近半个月自觉症状加重，颈部疼痛，平视困难。

专科查体：脊柱僵直、躯干前倾、头颈后仰明显受限、四肢肌力正常，活动自如，髋、膝活动受限不明显。

（二）影像学检查

脊柱正侧位 X 线：脊柱广泛融合，呈"竹节样"改变，符合强直性脊柱炎。胸腰段后凸，腰椎前凸消失，矢状位失衡（图 14.1）。

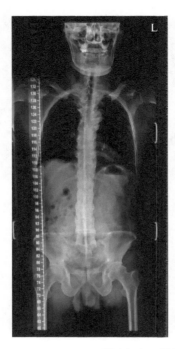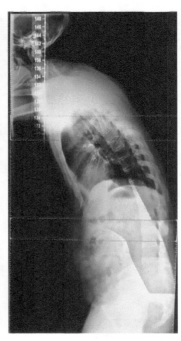

图 14.1　脊柱正侧位 X 线片

（三）诊断

强直性脊柱炎脊柱后凸。

（四）治疗概要

积极完善术前检查后，于全麻下行脊柱胸腰段后路截骨矫形固定融合术。截骨节段为 L_2，行经椎弓根椎体截骨术（pedicle subtraction osteotomy，PSO），固定节段为 $T_{11} \sim L_5$。截骨矫形固定术所需显露范围较大，因此，注意止血，术中应用自体血回收装置，可以有效减少输血。长节段固定需置入多枚螺钉，应注意进钉点的选择，保证安全准确的同时，尽量使螺钉排成一线，方便上棒连接。一侧截骨完成后需上临时固定棒再进行对侧截骨，闭合截骨面时注意保护神经结构避免挤压，实施截骨手术应采取术中神经电位监测。术中透视确认截骨效果，避免矫正不足或过度矫正。术后支具保护，保证安全的情况下督促患者早期离床活动。

（五）术后随访

术后复查 X 线片显示前倾纠正，手术效果满意（图14.2）。术后半年随访复查 X 线片显示内固定位置良好，脊柱序列稳定（图14.3）。

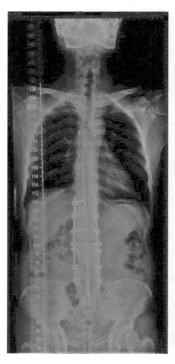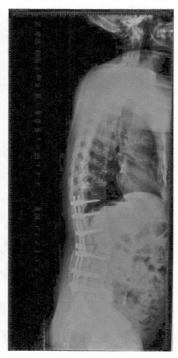

图14.2　术后复查正侧位 X 线片示内固定良好，
脊柱矢状位排列显著改善

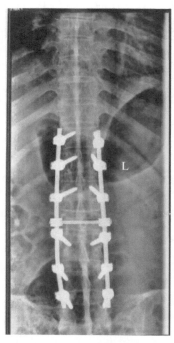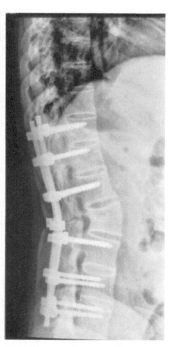

图 14.3　术后半年随访复查 X 线片示内固定良好，脊柱序列稳定

病例分析

　　脊柱的冠状位、矢状位或轴向位偏离正常位置，发生形态异常的表现，称为脊柱畸形。脊柱畸形根据位置可以分为颈椎、胸椎和腰椎畸形。根据形态学可以分为前凸、侧凸和后凸畸形。脊柱畸形的原因有很多种，强直性脊柱炎即其中之一。随着人们对自身健康意识的增强和我国医药卫生事业的进步，诊断已经变得相对容易。

　　强直性脊柱炎是一种侵犯脊柱，并累及骶髂关节和周围关节的风湿免疫性疾病，与 HLA – B27 呈强关联。起病多见于 15～30 岁的男性，儿童和 40 岁以上者少见。一般起病比较隐匿，有些患者在早期可表现出轻度的全身症状，如乏力、消瘦、长期或间断低热、畏食、轻度贫血等。由于病情较轻，患者大多不能早期发现，致使病情延误，失去了尽早治疗的机会。晚期则以脊柱固定和强直为主要表现，出现典型的脊柱畸形，如颈椎固定性前倾、胸椎后凸增大，以及胸腰段后凸畸形、腰椎前凸消失。脊柱矢状面失衡可造成患者不能平卧、行走困难、双目不能平视，严重者可引起心肺功能及消化功能下降。患者为代偿躯体重心的前移，常采取屈踝、膝关节，过伸髋关节的姿势，造成能量消耗较大，患者容易疲劳。脊柱畸形的主要检查手段包括脊柱全长 X 线片，CT 三维重建及 MRI。影像学方面对于脊柱侧凸或者后凸的诊断标准，包括 Cobb 角的测量，即选择组成侧凸或者后凸两端（最头端和最尾端）最倾斜的椎体之间成角，是对于任何脊柱畸形最基本的描述。评价脊柱矢状面失衡的一个重要参数是脊柱矢状轴（sagittal vetebare axis，SVA），即测量 C_7 铅垂线（C_7 plumb line）至 S_1 终板后上角的垂直距离，SVA >4cm 为矢状面失平衡。本病例术前 SVA 达到了 23cm，属于严重失衡，对于患者平视、平卧、行走等功能和生活质量存在极大影响，脊柱截骨矫形手术是唯一的治疗方法。Kim 等人于 2015 年提出，根据侧位 X 片上后凸顶点的位置（后凸顶点定义为距离 C_2 椎体中心与骶骨上终板中连线最远的椎体）分为四型：颈胸椎型 - 后凸顶点位于 C_2 ~ T_3；中胸椎型 - 后凸顶点位于 T_4 ~ T_9；胸腰椎型 - 后凸顶点位于 T_{10} ~ L_2；腰椎型 - 后凸顶点位于 L_3 以下。对于中胸椎型适合应用多节段经椎间关节 V 形截骨（Smith - Petersen osteotomy，SPO）或联合腰段脊髓圆锥以下的截骨，胸腰椎型适合于 L_2（脊髓圆锥以下）行截骨，计划截骨角度在 30° 左右可行经椎弓根截骨术（pedicle subtraction osteotomy，PSO），计划截骨角度在 40° ~ 45°时可行 PSO + SPO，或后路全脊椎切除术或 PSO + 部分 PSO。

本病例属于胸腰椎型，截骨节段为 L_2，行经椎弓根椎体截骨术，T_{11}~L_5 节段椎弓根固定融合。术后患者矢状面失衡得到很大改善，恢复平视。

病例点评

本例患者为强直性脊柱炎，脊柱矢状面失衡，为恢复患者平视能力，改善生活质量，行截骨手术治疗。目前，截骨矫形手术主要分类有 SPO、PSO、全脊椎截骨（vertebral column resection，VCR）。而根据截骨的范围程度，Schwab 等人将截骨分为 6 级：第 1 级，椎体部分关节突切除；第 2 级，椎体完整关节突切除；第 3 级，椎弓根和部分椎体切除；第 4 级，椎弓根部分椎体及椎间盘切除；第 5 级，完整的椎体和椎间盘切除；第 6 级，多节段邻近椎体和椎间盘切除。第 1、2 级截骨（SPO 及扩大的 SPO）主要适用于矢状面偏移 SVA 在 6~8cm 之间的后凸畸形，平均每个截骨节段可以获得约 10° 的矫正。第 3 级截骨（PSO）每个节段可获得 25°~5° 的矫正，适用于强直性脊柱炎矢状面失衡较重，SVA > 12cm 的侧后凸畸形患者。依据后凸顶点的位置不同，国内外学者提出了一些分型，对于确定手术方案有一定的参考意义。脊柱畸形矫正手术创伤较大，必须严格掌握手术适应证，注意关键点。首先是明确诊断，因为脊柱畸形原因较多，明确诊断才能判断是否需要手术，手术能取得何种效果。其次是术式的选择，要根据畸形类型、畸形位置，对照以上 6 级截骨术，选择合适的手术。术前做好充分评估，了解患者的病史和畸形的进展情况，患者对治疗的期望值，完善影像检查，详细查体并了解神经功能，明确矫正目标，注重患者术后整体躯干平衡的重建，尽可能避免术后冠状面及矢状面失衡的出现。

（朱海涛）

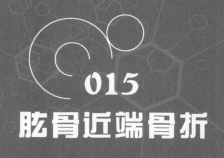

015
肱骨近端骨折

病例介绍

（一）临床表现

患者，女，56 岁。

主诉： 车祸致右肩关节疼痛、肿胀，活动受限 1 天。

现病史： 患者于 1 天前骑车时被机动车撞倒，右上肢着地后肩部疼痛、活动受限，来我院急诊就诊。

专科查体： 右肩关节肿胀，皮下淤血，肱骨近端压痛，肱骨轴向叩痛阳性，右肘关节可主动屈伸活动，右手各指感觉、活动良好，桡动脉搏动可触及，末梢血运良好。

（二）影像学检查

右肩关节正位 X 线：肱骨近端骨皮质不连续，可见低密度骨折线影（图 15.1）。右肩关节 CT 三维重建（3D-CT）：肱骨近端粉碎性骨折，大小结节碎裂（图 15.2）。

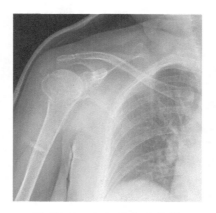

图 15.1　右肩关节 X 线片

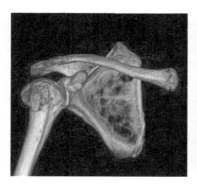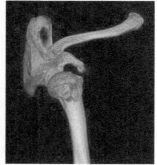

图 15.2　右肩关节 3D-CT

（三）诊断

肱骨近端骨折（Neer 分型：Ⅳ型）。

（四）治疗概要

患者入院后完善术前检查，无手术禁忌证，在全身麻醉下行骨折切开复位钢板内固定术。术中采用肩关节前侧入路，显露过程中注意保护头静脉；首先确认肱二头肌长头肌腱，确认大小结节位置；复位过程避免过度剥离损伤肩袖组织。钢板放置应位于肱二头肌长头外侧，避免损伤旋肱血管，影响肱骨头血供。

（五）术后随访

术后复查右侧肩关节 X 线显示：骨折复位满意、内固定位置良好（图 15.3）。术后早期肩关节逐渐进行屈伸及旋转功能锻炼。术后电话随访，患者关节功能恢复良好。

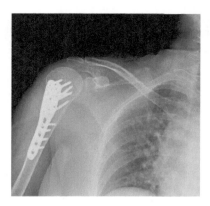

图 15.3   术后右肩 X 线片

病例分析

肱骨近端骨折是指肱骨外科颈以上部分的骨折，占全身骨折的 4%～5%，其中 75% 发生于 60 岁以上老年骨质疏松者，女性和男性之比为 3∶1，而且逐年递增，25% 发生于年轻人身上，多为暴力损伤的结果。①受伤机制：摔倒时如果上肢伸展手扶地，对于老年人极易引起肱骨近端骨折，年轻人的肱骨近端骨折多是高能量的创伤引起的，如车祸、高处坠落伤等，常常伴有脱位及软组织损伤。据统计，肱骨近端骨折有 5% 臂丛神经和 6.2% 血管损伤的发生率，特别是伴有脱位的病例在查体时应仔细检查腋神经损伤的症状和肢体血供情况。另外，肱骨头的血供主要来自旋肱前动脉，另一部分血供来自于旋肱后动脉及血管丰富的肩袖。②体征及辅助检查：肱骨近端骨折表现为肩部的急性疼痛、肿胀、压痛，肩部活动受限，可有骨擦音、骨擦感，24～48小时可产生大面积的皮下淤血。需要通过拍摄肩胛骨正位、腋位明确诊断。CT检查可以更清楚地了解骨折移位情况。③分型：Neer将肱骨近端分成肱骨头、大结节、小结节和肱骨干四部分，将移位超过1cm或成角>45°者定义为移位。以此为根据将肱骨近端移位骨折块的数目对其进行分类，分成一、二、三、四部分骨折。④治疗方案：一部分骨折线的数目及损伤部位，移位小于1cm或成角小于45°，保守治疗。二部分骨折中解剖颈骨折少见，但肱骨头坏死率极高，年轻患者需手术治疗，老年患者条件允许建议行肱骨头置换术。大结节骨折移位大于1cm，将造成肩关节明显的功能障碍需手术治疗，小于0.5cm极少引起功能障碍。外科颈骨折闭合复位不满意，行切开复位内固定。小结节骨折超过1cm需手术治疗。三部分骨折，年轻患者建议手术治疗，老年患者建议行肱骨头置换术。四部分骨折，老年患者建议行肱骨头置换术，年轻患者可先实施内固定。

病例点评

　　该患者受伤机制为车祸伤，为高能量损伤。查体发现肢体肿胀，无神经血管损伤表现。辅助检查提示骨折属于四部分骨折。入院后完善检查，手术指征明确，择期行手术治疗。术中取三角肌、胸大肌间隙入路，保护头静脉，找到肱二头肌长头腱，其位于大小结节间沟内。暴露骨折端，见大小结节骨折，移位不明显，复位后先用克氏针临时固定，选用钢板固定，大结节一般会被钢板压住，小结节使用缝线固定于钢板上。经验体会：①肱骨近端的骨折建议使用锁定钢板固定，可以提供角稳定性，但是对于严重的骨质疏松或是内侧缺损的病例，有报道仍有 20% 的失败率，目前也有人主张内侧加用支撑钢板，提高骨折固定后的稳定性，目前我们这方面的经验较少。②由于肩袖止于大小结节，对于四部分骨折行内固定时尽可能做到解剖复位，否则日后肩关节功能会有影响。③钢板放置的位置在肱骨近端骨折是有一定的要求，要放在肱二头肌长头腱外侧、大结节上，避免刺激肱二头肌长头腱，注意不可以过高，否则容易引起肩峰撞击。

（金　哲）

笔记

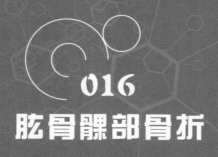

016
肱骨髁部骨折

病例介绍

（一）临床表现

患者，女，49岁。

主诉：车祸伤及右侧肘部，伤后疼痛肿胀，活动受限1天。

现病史：患者于1天前不慎被车撞伤右肘部，伤后右肘部疼痛、肿胀、活动受限，来我院急诊就诊。

专科查体：右肘部肿胀，屈伸受限，可及骨擦感，肘后三角变形，桡动脉搏动清楚，末梢血运良好，手指感觉运动无异常。

（二）影像学检查

右肘关节正位X线：肱骨髁部骨皮质不连续（图16.1）。右肘关节

笔记

CT 三维重建（3D-CT）：肱骨髁粉碎性骨折，滑车移位（图16.2）。

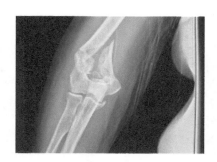

图 16.1　右肘关节正位 X 线片

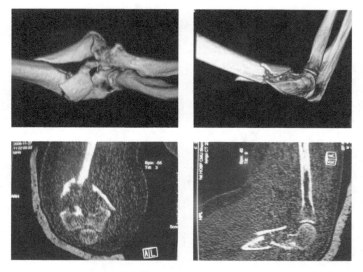

图 16.2　右肘关节 3D-CT

（三）诊断

右肱骨髁粉碎性骨折（13-C$_3$型，三柱骨折）。

（四）治疗概要

积极完善术前检查后，在全麻下行右肱骨髁粉碎性骨折切开复位内固定术，术中注意暴露与保护好尺神经（图16.3～图16.6）。术中采用肱三头肌两侧旁入路，采用内外侧双钢板固定，术后拍片提示骨折对位对线良好，关节面基本恢复（图16.7）。术后右上肢石膏外固定中，左腕及左手各指活动良好，末梢感觉及血运佳，积极进行早期功能锻炼。

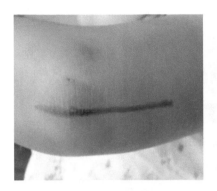
图 16.3　选择切口

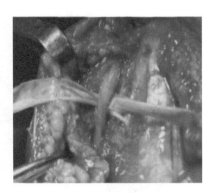
图 16.4　暴露分离尺神经

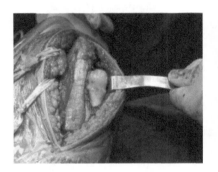
图 16.5　分离滑车神经

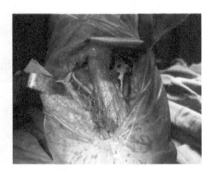
图 16.6　钢板选择与固定

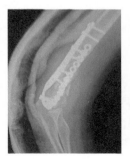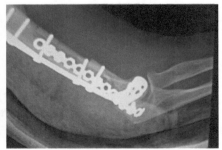
图 16.7　术后右肘关节 X 线片示

（五）术后随访

术后定期复查，跟踪随访，术后 3 个月复查右肘关节 X 线：骨

笔记

折位置良好，骨折线模糊，临床愈合（图16.8）。右肘关节功能良好，改良 Mayo 肘关节功能评分：90分（优）。

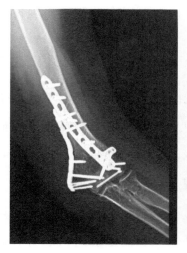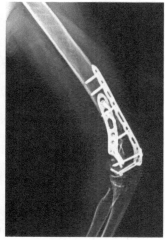

图 16.8 术后 3 个月右肘关节 X 线片

病例分析

　　肱骨远端骨折的治疗原则：详细评估软组织和骨折情况，掌握手术时机，正确选择手术入路和固定方式，保护软组织及生物学环境。肱骨远端骨折可分为：①髁上骨折；②经髁骨折；③髁间骨折；④髁部骨折（外髁和内髁）；⑤关节面骨折（肱骨小头和滑车）；⑥上髁部骨折。髁上骨折治疗：成人肱骨髁上骨折可用上臂悬垂石膏或接骨夹板治疗，只有存在神经血管损伤时或闭合不能取得满意才使用切开复位内固定。检查上臂的神经血管，特别是伸直型肱骨髁上骨折（尖端向前成角）。在损伤当时或在复位时，肱动脉可被近端骨块撕裂，并可能发生筋膜间隙综合征。跨过肘关节的3个主要神经都可能受损伤，但桡神经和正中神经损伤最常见。使用交叉螺钉或交叉螺钉固定都能够取得成功。螺钉或钢钉应拧入肱骨髁内侧柱和外侧柱，应锚固后侧骨皮质。如果一个柱或两个柱为粉碎性骨折可以用手工塑形的钢板重建肱骨髁柱。如果内侧柱没有粉碎，可以在外侧柱单独使用预先塑形的 Dupont 钢板。

如果期望能够早期活动肘关节，必须有坚强的内固定。如因严重肿胀、皮肤创伤或挫伤，或因患者的全身情况不允许手术治疗，肱骨髁上移位骨折可以先使用侧臂或过头鹰嘴骨牵引而得到满意的处理，直到可以进行手术治疗。经髁骨折：骨折线一般横行穿过髁部，常在关节内。上臂悬垂石膏要求肘关节制动，如果愈合延迟，肘关节功能常常明显受到损伤。这些骨折常常可以复位，把经皮插入螺纹斯氏针经外侧髁和内上髁进入肱骨远侧干骺端。也可以经皮肤小切口拧入 AO 拉力螺钉，不用切开骨折部位。新型空芯螺钉系统允许经皮穿针临时固定，然后不必拔除临时固定的钢针就可拧入螺钉固定。这种损失尤其是关节内骨折丧失固定者，可能并发缺血性坏死。建议对这些关节内骨折做坚强的内固定，可以减少感染的发生。然而，由于怕增加而不是减少感染机会，对于Ⅲ型开放性创伤或发生于广泛污染区的损伤或没能及时手术时，不应该广泛使用内固定。这种情况下，对创口进行冲洗和清创，在切开复位内固定前，观察软组织感染的情况。髁间骨折是最难治的骨折，Mehne 和 Matta 提出的分类方法中好多描述了术中通常看到的骨折，髁间骨折手术最好在伤后 24～48 小时内进行。严重粉碎性骨折经常被描述为"一袋子碎骨"。对于这类骨折的完全重建，在技术上一般很难实现，使用能早期进行活动的铰链型牵引外固定器是一种比较满意的治疗方法。对于闭合性骨折，我们采用切开复位和坚强的内固定，肱骨远端关节面的恢复必须接近完美，固定必须足够坚强，以允许肘关节早期活动。

笔记

术前要仔细研究。肱骨髁间骨折的 X 线片、CT，为采取的手术方案提供线索。

肱骨髁骨折（内侧或外侧）：最好的治疗方法是切开复位内固定，根据骨折部位选用内侧或外侧切开限流骨折和关节面，用拉力螺钉将骨折的髁部固定到没有受伤的髁部。固定通常足够坚强，可以警醒早期的主动活动。肱骨远端关节面骨折，根据骨折跨度的大小及其粉碎程度，对肱骨小头骨折分类：Ⅰ型骨折由一个大骨块和关节软骨组成；Ⅱ型骨折的特点是一个小的骨壳和关节软骨；Ⅲ型骨折是粉碎性骨折。对于Ⅰ型骨折闭合复位可能成功，因此通常用骨块切除术治疗Ⅱ型骨折。所有Ⅲ型骨折都采用骨块切除术治疗，早期进行功能锻炼。关节面其他部位骨折外侧手术入路通常足以显露，去除游离骨块，彻底检查关节内有无小块软骨或骨组织，冲洗去除碎屑。

病例点评

肱骨髁部骨折常用的后方手术入路有三种：①经三头肌舌形皮瓣入路；②经鹰嘴截骨入路；③经三头肌正中入路。后侧手术入路具有以下优点：它是唯一能清晰显露所有肘关节面的软组织手术入路，良好的显露可以较自由地选用内固定的类型，找到的尺神经并向内侧牵开后，切口区内没有大的血管或神经。鹰嘴手术入路能更好地显露关节面，但向肱骨近端的显露不如后侧手术入路充分。掀起内侧三头肌进行显露也是一种良好入路，拟行全肘关节成形术时建议使用这种入路。

对于肱骨髁部骨折患者，由于解剖位置等关系，术前应做好3D-CT 等检查，以明确诊断。诊断明确后，应根据具体病情，正确

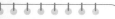
选择手术解剖入路及钢板。术中应注意保护好尺神经等重要组织。术后注意早期功能锻炼,避免锻炼时间过晚导致关节僵硬,影响手术效果。

(杨　军)

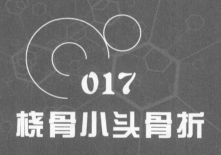

017
桡骨小头骨折

病例介绍

（一）临床表现

患者，女，33 岁。

主诉： 右肘部外伤后疼痛肿胀、活动受限 1 小时。

现病史： 患者 1 小时前不慎被车撞伤右肘部，伤后右肘部疼痛、肿胀、活动受限，来我院急诊就诊。

专科查体： 右肘外侧明显肿胀，局部压痛阳性，肘关节伸直、旋转功能活动受限，右手各指感觉、活动良好，桡动脉搏动可触及，末梢血运良好。

（二）影像学检查

右肘关节正侧位 X 线：桡骨小头局部骨皮质不连续，可见低密

度骨折线影（图17.1）。右肘关节 CT 三维重建（3D-CT）：右桡骨
小头局部劈裂移位，关节面不整（图17.2）。

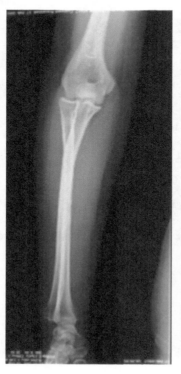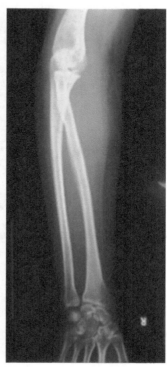

图 17.1　右肘关节正侧位 X 线片

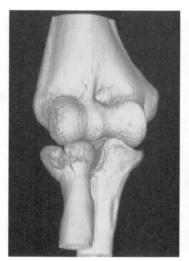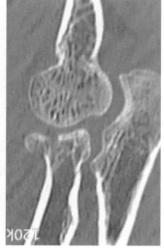

图 17.2　右肘关节 3D-CT

 笔记

（三）诊断

右桡骨小头骨折（Mason Ⅲ型）。

（四）治疗概要

患者入院后完善术前检查，无手术禁忌证，在臂丛麻醉下行骨折切开复位微型钢板内固定术。术中采用 Kocher 入路，显露骨折过程中保持前臂处于旋前状态，术中要密切注意桡神经深支解剖位置及走行，细致操作，避免桡神经深支损伤。微型钢板塑形后应放置于"安全地带"，避免进入上尺桡关节活动区域而影响肘关节功能（图 17.3）。术后复查右肘关节正侧位 X 线显示：骨折复位满意、内固定位置良好（图 17.4）。术后早期肘关节逐渐进行屈伸及旋转功能锻炼。

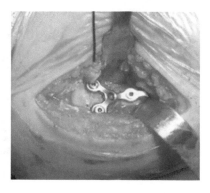

图 17.3　术中复位骨折，微型钢板经塑形后放置于桡骨小头"安全地带"

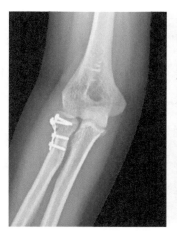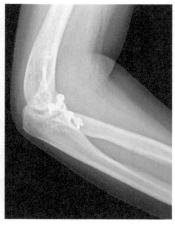

图 17.4　术后肘关节正侧位 X 线片

（五）术后随访

术后 3 个月肘关节功能恢复正常，复查右肘关节正侧位 X 线片显示骨折愈合良好（图 17.5）。改良 Mayo 肘关节功能评分：92 分（优）。

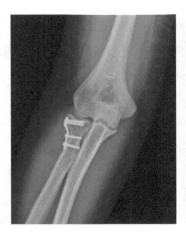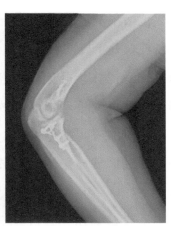

图 17.5　术后肘关节正侧位 X 线片

病例分析

桡骨小头骨折在创伤骨折中比较常见，约占全身骨折的 3%，占成人肘部骨折的 33%。桡骨小头骨折多发生在平地跌倒或体育运动时。跌倒时，肘关节伸直并在肩关节外展位手掌着地，使肘关节置于强度的外翻位，导致桡骨头猛烈地撞击肱骨小头，引起桡骨小头骨折。有时，这种类似暴力可能导致肱骨小头骨折或肘关节内侧损伤，如肱骨内上髁撕脱骨折。本病例为车祸撞击跌倒，手掌部着地，应力传导致肘部损伤，符合上述发病机制。

桡骨头骨折的主要临床表现是肘关节功能障碍及肘外侧局限性肿胀和压痛，尤其前臂旋后功能受限最明显。拍摄肘关节正侧位 X

线片及 3D-CT 可以诊断，并能确定骨折类型。骨折的分类法能够代表损伤程度，并可提供治疗方法的选择依据。必要时可做双侧对比摄片，借此鉴别。本病例临床体征明确，影像学检查证实为桡骨小头骨折。但是单纯 X 线片往往骨折部位显示不清，容易漏诊，建议进一步行 3D-CT 检查，以明确诊断及伤情。

桡骨小头骨折按照 Mason 分型共有四型：骨折无明显移位为 Ⅰ型；骨折部位有分离移位为 Ⅱ型；粉碎性骨折同时伴有桡骨颈骨折为 Ⅲ型；骨折合并肘关节脱位为 Ⅳ型。临床最常见的为 Ⅱ、Ⅲ型。Mason Ⅱ型桡骨小头骨折一般采用切开复位内固定治疗。Mason Ⅲ型患者骨折情况较严重，手术方式可以选择桡骨小头切除、切开复位内固定、桡骨小头置换三种手术方式，其中桡骨小头切除现在已很少应用。

近年来，随着医疗水平提高，对桡骨小头骨折研究不断深入，微型钢板螺钉内固定治疗桡骨小头骨折效果明显。应尽量保留患者桡骨小头，有助于保持肘关节的正常解剖结构，从而减少并发症的发生。骨折切开复位钢板螺钉内固定术的适应证包括：通常桡骨头的骨折块少于 3 个，无骨质疏松，可通过切开复位内固定手术加以修复。对于桡骨头边缘骨折，多采取切开复位拉力螺钉内固定；对于桡骨颈骨折，多采取切开复位钢板螺钉内固定。桡骨小头置换术适应证包括：Mason Ⅲ型骨折和 Mason Ⅳ型骨折。优点：早期恢复肘关节功能，提高生活质量。缺点：存在假体松动、磨损、与相邻关节不完全匹配等问题。

该病例为年轻女性，车祸外伤，诊断为右桡骨小头骨折（Mason Ⅲ型），影像学检查提示骨折明显移位，手术指征明确，局部消肿后在臂丛麻醉下行骨折切开复位微型钢板内固定术。术中采用 Kocher 入路，显露骨折过程中保持前臂处于旋前状态。术中稍不注

笔记

意可能损伤桡神经深支，从而产生神经损伤的并发症，所以要密切注意桡神经深支解剖位置及走行，避免神经损伤。微型钢板塑形后应放置于"安全地带"。当桡骨小头粉碎性骨折时，术中应多冲洗手术区及肘关节腔，避免碎骨片残留，以致术后影响肘关节的功能。术后早期进行功能锻炼，口服非甾体类消炎药物如吲哚美辛片，以防发生骨化性肌炎、关节僵硬等并发症。

病例点评

桡骨小头骨折患者应在术前常规行肘关节 3D-CT，明确骨折损伤类型，有利于指导手术方案的选择。术中应控制切口远端部分距离肱桡关节在 2.5cm 以内，前臂尽量旋前，以预防桡神经深支损伤。对于外侧副韧带复合体撕裂的患者（大部分 Mason Ⅲ型桡骨小头骨折），Kocher 入路更方便韧带的修复。使用微型钢板固定桡骨头骨折时，注意要贴合于"桡骨小头外侧表面 110°安全区"置入内固定，并注意塑形钢板尽可能贴近桡骨头颈解剖形态；置入钢板近端螺钉时，应尽量置于关节面下方，避免过高影响关节功能。

桡骨小头骨折经常合并软组织及骨性损伤，其损伤严重程度取决于受伤机制，外翻压缩力量可能导致内侧副韧带损伤，而旋后损伤则会伤及前侧的外侧副韧带和后侧关节囊，甚至会合并冠突骨折。桡骨小头骨折可合并肱尺关节脱位、冠突骨折及韧带损伤，称之为恐怖三联征。因此，临床及影像学的评估都很重要。临床中还应完善查体，包括内外翻力量试验以及轴移试验等，以评价后外侧稳定性。值得一提的是，虽然 3D-CT 可以协助确定骨折的严重程度及骨折类型，但 MRI 可看到许多细微的合并伤，如外侧副韧带损伤、松质骨碎块、内侧副韧带损伤及冠突骨折等，故如果条件允

笔记

许，建议进一步完善 MRI 检查，明确内、外侧副韧带等有无损伤。但在实践中，我们认为完善的术前检查只是术者的一个参考，还需根据临床体征、经验常识及术中情况进行综合判断，合理治疗。

（李良满）

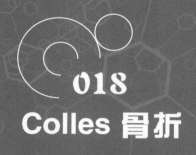

018
Colles 骨折

病例介绍

（一）临床表现

患者，男，30岁。

主诉：摔伤致左腕部疼痛、活动受限1天。

现病史：患者于1天前不慎摔伤左腕部，伤后左腕部肿胀疼痛，活动受限，为进一步治疗来我院就诊。

专科查体：左侧桡骨远端肿胀、畸形、周围淤血形成，腕关节背伸屈曲活动受限，左侧桡动脉搏动可触及，末梢血运可。

（二）影像学检查

左腕关节正侧位X线：桡骨骨折，远端局部骨质不连续（图

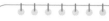

18.1）。左腕关节 CT 三维重建（3D-CT）：左侧桡骨远端骨折累及关节面（图18.2）。

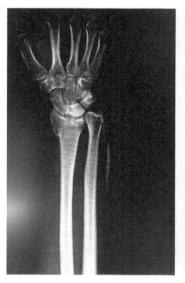
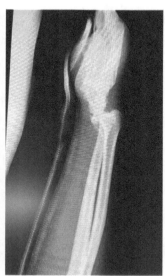

图 18.1　左腕关节正侧位 X 线片

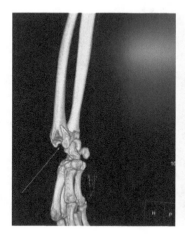
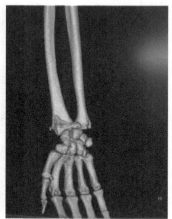

图 18.2　左腕关节 3D-CT

（三）诊断

左侧 Colles 骨折（AO 分型 B3.2）。

117

（四）治疗概要

患者入院后给予石膏外固定术，完善 3D-CT、心电图、胸片等相关检查，排除手术禁忌证。治疗方法：臂丛麻醉下桡骨远端桡侧腕屈肌的桡侧纵行切口，切开皮肤、皮下组织、深筋膜，长约5cm。沿桡侧腕屈肌、桡动脉间隙钝性分离进入，显露旋前方肌，沿方肌的桡骨止点切开，沿桡骨掌侧面做骨膜下剥离，显露骨折，使用骨折手法牵引复位，先给予克氏针排钉技术固定远端骨折，术中给予照相复位满意后，再次植入钢板，分别打入螺钉。术后恢复良好，出院康复治疗。

（五）术后随访

术后腕关节功能恢复正常，复查左腕关节正侧位 X 线片显示骨折位置、内固定位置良好（图18.3）。

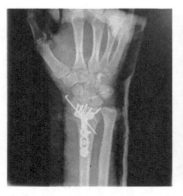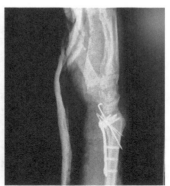

图 18.3　术后左腕关节正侧位 X 线片

病例分析

Colles 骨折发生在距桡腕关节面 3cm 以内，是临床骨科和急诊中常见的一类骨折。Colles 骨折好发于绝经后 60 岁以上老年女性，女性的发病率为男性的 6~7 倍。Colles 骨折治疗包括保守治疗和手术治疗。目前在选择 Colles 骨折治疗的方式上仍存在很大争议，但是比较一致的观点认为，在临床上应该根据不同 Colles 骨折患者的具体病情和需求来决定何种治疗方式。传统的保守治疗一直是 Colles 骨折的重要治疗方法，通常的方法为手法闭合整复小夹板或石膏外固定，其具有操作简单、无手术创伤、治疗费用低等优点，大部分 Colles 骨折患者通过保守治疗都可以取得比较好的治疗效果。但是近年来，随着人口老龄化，人们的寿命逐渐延长，对腕关节的功能要求越来越高，并且随着对腕关节生物力学、解剖学结构的不断深入研究和认识，以及内固定材料的不断发展，手术治疗已经变得越来越普遍。手术治疗包括克氏针、外固定架和钢板内固定 3 种固定方式。其中，克氏针固定适用于闭合复位不稳定、容易再次移位的骨折，具有软组织损伤小的优势，但其具有针道感染、克氏针折断等缺陷。外固定架主要适用于开放性、粉碎性、短缩畸形明显的患者，可以联合克氏针，能使骨折复位后更加稳定，有利于术后关节功能的恢复，但是术后具有笨重及针道感染等缺陷。钢板内固定在临床上应用比较广泛，技术也比较成熟，适用于复位后不能很好维持固定的骨折、陈旧性骨折、粉碎性骨折及骨质疏松的患者，切开复位钢板内固定较其余两种就存在明显的优势。术后早期给予石膏固定后，嘱患者活动手指，待 2~3 周后给予石膏拆除，嘱患者行早期腕关节背伸屈曲活动训练，防止早期关节僵硬。

病例点评

桡骨远端骨折是临床常见的一种骨折类型，约占急诊骨折患者的1/6，常见于年轻男性和老年女性，这类骨折女性比男性更为常见。随着年龄增长，其发生率逐步上升。从发生的原因看，在 6 ~ 10 岁阶段，主要是高能量损伤引起，也与年轻患者的骨骼发育有相关性；而在 60 ~ 75 岁阶段，低能跌伤远比高能创伤多，其原因与高龄及女性绝经后的骨质疏松相关。

Colles 骨折为桡骨远端骨折的一种，按 AO 分型分为 A 型，以前常常采用保守治疗，但存在腕关节功能受限、疼痛、骨折畸形愈合等并发症，对功能要求高的患者施行手术治疗。手术治疗包括：克氏针应用、专用钢板应用、外固定架应用、克氏针排钉技术固定极远端骨块 + 掌背侧钢板应用、克氏针排钉技术固定极远端骨块 + 外固定架应用。

通过直视下骨折复位，钢板坚强固定，手术时间短，出血量少。术后早期（2 ~ 3 天）开始功能锻炼，有利于功能恢复且防止发生骨折再移位等并发症，早期恢复肢体功能。

（韩　壮）

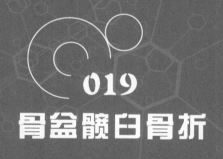

019 骨盆髋臼骨折

病例介绍

（一）临床表现

患者，女，27岁。

主诉： 车祸撞伤后左髋部疼痛、活动受限5天。

现病史： 患者伤后一般状态差，精神、体力、睡眠欠佳，未进食，二便正常。

专科查体： 神清，查体合作，全身多处擦皮伤，骨盆处肿胀，周围淤血形成，骨盆、髋部和大腿处可触及皮温及软组织脱套，骨盆分离和挤压试验阳性，双侧髋关节屈曲活动受限，双侧足背动脉搏动可触及，左足足趾和踝关节背伸差，末梢血运可。

笔记

（二）影像学检查

骨盆正位 X 线：左侧髋臼耻骨上支骨质不连续、骶髂关节不对称、分离，右侧髋臼耻骨上支骨折（图 19.1）。骨盆 CT 三维重建（3D-CT）：左侧骶髂关节脱位分离，累及左侧髂骨翼骨折，双侧髋臼前柱骨折，骶骨骨折（图 19.2）。

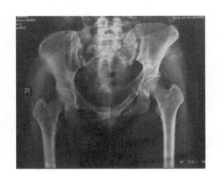
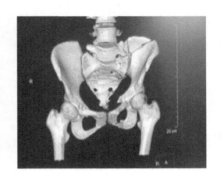

图 19.1　术前 X 线片示双侧髋臼前柱骨折、骶髂关节脱位

图 19.2　术前 3D-CT 示双侧髋臼前柱骨折，骶髂关节分离

（三）诊断

骨盆骨折（Tile 分型 Tile C1.3；Morel – lavallée 损伤）。

（四）治疗概要

患者入院后完善术前生化抽血等化验，以及心电图、胸片、双下肢血管彩超等相关检查，排除手术禁忌证，经术前讨论根据患者临床表现及影像学表现，同时考虑患者的脱套损伤，决定拟行骨科机器人联合骨盆微创矫形系统治疗。患者取仰卧位，首先应用骨盆微创矫形系统复位左侧骶髂关节脱位。复位后在 C 形臂监视下闭合复位后环，在骨科机器人辅助下置入 S_1、S_2 骶髂螺钉（图 19.3）。再次复位双侧耻骨支，应用机器人置入双侧前柱螺钉。手术出血量少，切口小，与切开内固定术相比极大降低了手术风险，完全实现了精准、微创治疗骨盆骨折的目的。

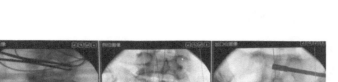

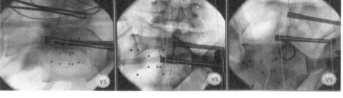

图 19.3　机器人设计螺钉位置及进针点

（五）术后随访

术后复查 X 线（图 19.4），术后第 1 天坐立位，床上行下肢关节被动运动，术后第 3 天嘱患者行主动运动，术后一周嘱咐患者下地负重。

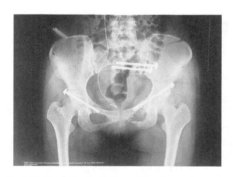

图 19.4　术后骨盆正位 X 线片示骨折复位良好，骨盆环稳定

🔬 病例分析

骨盆髋臼骨折多为强大的外力所致，由于骨结构坚固，以及盆内含有脏器、血管与神经等重要结构，因此，骨盆骨折的发生率较低而病死率较高。人群中的骨盆骨折发生率为（20 ~ 37）/10 万人，占所有骨折的 0.3% ~ 6%。未合并软组织或内脏器官损伤的骨盆骨折病死率为 10.8%，复杂的骨盆创伤病死率为 31.1%。但是中、

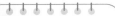
高能量损伤，特别是机动车交通伤多不仅限于骨盆，在骨盆环受到破坏的同时常合并广泛的软组织伤、盆内脏器伤或其他骨骼及内脏伤，骨盆骨折是机动车事故死亡的三大原因之一，仅次于颅脑伤和胸部损伤。

损伤后的早期死亡主要是由于大量出血、休克、多器官功能衰竭与感染等所致。在严重的骨盆创伤救治中，防止危及生命的出血和及时诊断治疗合并伤是降低病死率的关键。骨盆骨折多系高能量外力所致，常并发低血容量性休克和内脏器伤。临床检查首先要对患者全身情况做出判断，尤其要注意有无威胁生命的出血、呼吸及神智状态；其次要确定骨盆有无骨折和骨盆环是否稳定，同时必须明确有无合并伤。在确认骨盆髋臼骨折诊断后，手术治疗的选择尤为重要。其中，骨盆骨折的手术入路选择有：①骨盆外固定架固定；②耻骨联合切开复位内固定术；③经前入路髂骨骨折或骶髂关节脱位切开复位内固定术；④透视下经皮骶髂关节螺钉固定；⑤骶骨 U 型骨折切开复位内固定术。髋臼骨折的手术入路选择有：①Kocher - Langenbeck 入路提供后柱最好的通道；②髂腹股沟入路提供前柱和无名骨内侧面最好的通道；③改良的 Stoppa 入路；④前后联合入路；⑤延长的髂股入路能同时提供两柱最好的通道；⑥微创骨盆矫形系统联合骨科机器人。还有一些其他入路，如三向放射状入路。根据具体情况选择外固定架或重建钢板固定骨盆髋臼骨折。术后 72 小时应用磺苄西林钠作为预防用药；引流管通常在术后 48 小时内或引流量持续 <30ml 拔除；术后抗凝治疗 5 周；术后进行下肢肌肉收缩锻炼如股四头肌收缩、踝关节背伸和跖屈、足趾伸屈等活动，术后 3 周可行半坐位，伤后第 8 周，练习扶拐行走，随后逐渐锻炼弃拐负重步行。

病例点评

骨盆髋臼骨折较为常见，治疗难度高，其致残率和病死率达到 5%～50%。骨盆髋臼骨折多为高能量的损伤，合并损伤发生率非常高，据相关文献统计，合并四肢伤 85%，胸部伤 70%，头颅损伤 60%。接诊时必须仔细全身检查，防止漏诊。

骨盆髋臼骨折的急救应当多学科（骨科、普通外科、泌尿外科、神经外科、血管介入）联合协作，骨科医生应该迅速判断骨折的损伤程度，用简单有效的方法（骨盆兜、外固定架、C 型钳）尽量控制骨折出血，综合患者一般情况、骨折情况做出下一步决定。

骨盆环损伤后仍能抵抗正常生理负荷而不发生形变称为稳定性骨盆环损伤。骨盆环损伤后不能抵抗正常的生理负荷，或在承受正常生理负荷时发生骨盆形变、功能减退时，称之为不稳定骨盆环损伤。基于骨盆稳定性的概念将骨盆骨折分为 3 个基本类型，A 型为稳定性骨折，B 型为部分稳定性骨折，C 型为不稳定性骨折，注意其稳定性和不稳定为相对程度而言，Tile 分型是目前广泛应用的一种分类方式。A 型骨折为稳定性骨折，后弓完整。A1 型：髂骨的撕脱骨折，可发生于髂前上棘、髂前下棘、坐骨结节等骨突部。A2 型：髂骨翼分离或微小移位的骨盆环骨折；A3 型：骶骨或尾骨的横行骨折。B 型骨折为部分稳定性骨折，后弓不完全断裂。B1 型：开书样损伤，即骨盆的外旋不稳定损伤。B2 型：侧方压缩损伤，即骨盆的内旋不稳定损伤。B3 型：双侧不稳定性骨折。C 型骨折为不稳定性骨折，包括骶髂后复合体、骶结节和骶棘韧带的断裂。C1 型：单侧不稳定性骨折。C1.1 型为后方损伤，髂骨骨折。C1.2 型为后方损伤，骶髂关节脱位或者骨折脱位。C1.3 型为后方损伤，

笔记

骶骨骨折。C2 型：一侧为不稳定性骨折，另一侧为部分稳定性骨折。C3 型为双侧不稳定性骨折罕见的双侧骶髂关节脱位但前弓完整的损伤，为 C3 型骨折的等位损伤。

该例骨盆骨折患者存在骶骨骨折、骨盆骨折及髋臼骨折，术前抢救需注意血压脉搏变化，以及存在失血性休克的可能。骶骨骨折 Denis Ⅱ 区损伤，注意检查二便情况及神经功能受损情况，结合骶骨 CT 检查明确是否需要探查马尾神经。急诊检查注意肠腹合并伤。患者病情平稳，尽快手术治疗。伤后 7～10 天防止延误最佳手术时机。术式选择注意恢复脊柱与骨盆连接、恢复髋臼解剖结构。微创治疗可以减少损伤。

（韩　壮）

020 股骨颈骨折

病例介绍

（一）临床表现

患者，女，72岁。

主诉： 外伤后左侧髋部疼痛伴活动受限7小时。

现病史： 患者于7小时前跌倒致左侧髋部疼痛，伴明显活动受限，来我院急诊就诊。

专科查体： 左侧髋关节周围皮肤皮温皮色正常，无明显肿胀。左下肢可见外旋、短缩畸形。左髋部压痛阳性，左下肢轴向叩击痛阳性。左髋关节活动明显受限。左侧各足趾主动活动良好，左侧足背动脉搏动可触及，末梢血运良好。

（二）影像学检查

骨盆正位 X 线：左股骨颈局部骨皮质不连续，可见低密度骨折线影，颈干角改变（图 20.1）。双髋关节 CT 平扫：左股骨颈缩短，局部骨皮质不连续，可见骨小梁中断（图 20.2）。双髋关节 MR 平扫：左侧股骨颈缩短，其内及股骨头骨小梁形态不连续，局部骨皮质形态不规整，可见嵌插（图 20.3）。

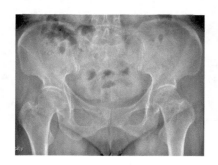

图 20.1　骨盆正位 X 线片

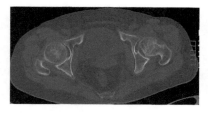

图 20.2　骨盆 CT 平扫

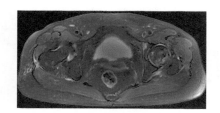

图 20.3　髋关节 MRI 平扫

（三）诊断

左侧股骨颈头下型骨折（Garden Ⅳ型）、高血压。

（四）治疗概要

患者入院后完善术前检查，无手术禁忌证，在双阻滞麻醉下行左侧人工全髋关节置换术。术中采用髋关节后外侧入路，术中要密切注意坐骨神经解剖位置及走行，细致操作，避免坐骨神经损伤。

术中髋臼侧需打磨至松质骨渗血，呈"腮红样"改变时为佳，此时安放臼杯更有利于骨长入，避免髋臼侧骨折，同时要调整合适的髋臼假体角度（前倾角和外展角等），从而降低术后髋关节发生脱位的风险。髋臼假体置入时，应避免髋臼骨折。选择合适的股骨柄假体，保证假体与髓腔贴合紧密，假体打入过程中应注意避免股骨近端劈裂。术后复查双髋关节正位 X 线片显示：人工髋关节假体位置良好，前倾角、外展角良好（图 20.4）。术后鼓励患者及早扶助行器进行站立、行走等功能锻炼，但要避免手术侧髋关节过度内收、内旋、外旋等，预防髋关节脱位。

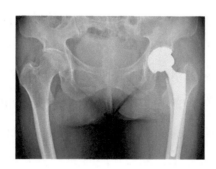

图 20.4　术后双髋关节正位 X 线片

（五）术后随访

术后 3 个月复查左髋关节活动良好，行走步态良好。

病例分析

股骨颈骨折在骨科疾病中比较常见，约占全身骨折的 3.6%，占髋部骨折的 48% ～54% 。常见人群是老年患者，多由跌倒等低能量损伤引起；而年轻人股骨颈骨折（仅占此部位骨折的 3%）多由高能量暴力损伤造成，通常遭受严重轴向暴力撞击。目前，用于指导股骨颈骨折治疗和预后判断的分型有多种。①依据骨折线累及的部位可分为：a. 头下型，股骨头血供损伤严重，愈合困难，股骨头缺血性坏死发生率高；b. 经颈型，常伴有颈下方骨折块，闭合复位困难，稳定性较差；c. 基底型，血供良好，复位后易保持稳定，预后良好。②Garden 分型：共有四型，不完全性骨折为Ⅰ型；无移位的完全性骨折为Ⅱ型；部分移位的完全性骨折为Ⅲ型；完全性移位的骨折为Ⅳ型。此分型简单，但可信度较低。③Pauwels 分型，Ⅰ型为 Pauwels 角小于30°，Ⅱ型为 Pauwels 角介于 30°~50°，Ⅲ型为 Pauwels 角大于 50°，此分型可评估骨折的稳定性。④AO/OTA 分型，相对复杂，临床应用意义有限。

　　绝大部分股骨颈骨折患者，首选手术治疗，保守治疗是无移位骨折的一种选择，也适用于身体情况差或合并有严重疾病无法耐受手术的患者。对于年轻患者或骨骼条件较好的老年患者，首选内固定治疗。对于骨骼质量较差的老年患者或合并多种疾病的患者首选髋关节置换手术。股骨颈骨折患者应尽量在入院 48 小时内手术，可以减轻疼痛，降低并发症发生率，缩短住院时间。手术方式可以选择拉力螺钉固定、动力髋螺钉固定、髓内钉固定、全髋关节和半髋关节置换。

　　本病例中的老年患者，除有股骨颈骨折外，还患有高血压，平时活动量正常，综合考虑予以全髋关节置换手术。手术采用髋关节后外侧入路，密切注意坐骨神经解剖位置及走行，避免损伤。术中应用髋臼锉时注意调整合适的髋臼假体角度（前倾角和外展角等）；髋臼假体置入时，应避免髋臼骨折；股骨柄假体打入时应紧密贴合皮质骨，同时防止股骨劈裂。

病例点评

　　对于股骨颈骨折进行髋关节置换的患者，可以根据患者的情况选择全髋或半髋治疗。对于预期寿命长、伤前活动量较大或术后功能要求高，同时合并髋骨关节炎、发育不良或其他本来就需要关节置换手术的髋臼病损的老年患者，推荐采取全髋关节置换手术治疗；而半髋关节置换手术更适合高龄、活动要求低、身体情况欠佳或肢体活动不良的老年患者。

手术入路有多种方式，如前方入路、前外侧入路、外侧入路、后外侧入路及微创入路（DAA 和 Super-path 等），各种入路均有不同的适应证及优缺点，如后外侧入路不需要从髂骨上剥离臀肌，并且不影响髂胫束的功能，术后康复快，但术后有一定的脱位风险；DAA 入路具有软组织损伤小、出血少、精确安装假体、便于调整下肢长度、术后脱位率低和早期功能锻炼等优点，其缺点包括股外侧皮神经容易受损、学习曲线长、并发症处理困难等。另外，假体又可以分为骨水泥型和非骨水泥型，具体采用哪种入路方式、固定假体等，还应根据医院的条件、医生的技术经验，以及患者的具体病情综合决定。

目前髋关节置换手术的快速康复使患者受益颇多，其核心理念为减轻患者的创伤和应激，以减轻疼痛，降低并发症发生率和死亡率、缩短住院天数，早期进行功能锻炼为目的。这就要求多学科在围手术期合作，包括术前咨询和培训、优化患者身体条件、缩短禁食时间、预防深静脉血栓、预防性镇痛，术中麻醉方式选择、体温及输液量的控制，术后镇痛、早期活动、营养支持和防治恶心呕吐等。这些都是围绕着患者的治疗及康复各个方面进行的，有利于患者早期康复，减轻患者、家庭及社会的负担。

（周仁义）

021
股骨粗隆间骨折（A2 型）

病例介绍

（一）临床表现

患者，女，77 岁。

主诉：左髋部摔伤后疼痛伴活动受限 1 天。

现病史：患者于 1 天前摔伤致左髋部疼痛肿胀伴活动受限，来我院急诊就诊。患者自述腰痛 3 年余。

专科查体：左髋部压痛阳性，轴向叩击痛阳性，左下肢呈外旋、短缩畸形，患肢皮肤感觉可，足背伸可，足背动脉可触及。

（二）影像学检查

髋关节正位 X 线：左侧股骨粗隆间皮质不连续（图 21.1）。髋关节 CT 三维重建（3D-CT）：左侧股骨粗隆间骨质不连续，断端错位，旁见游离骨片影。左侧股骨头股骨颈骨质量减低（图 21.2）。腰椎及双髋关节骨密度：骨质疏松（腰椎 BMD T – Score – 5.5、髋部 BMD T – Score – 3.3）。

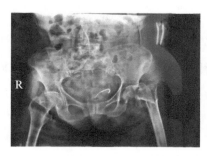

图 21.1　髋关节 X 线片示左侧股骨粗隆间皮质不连续

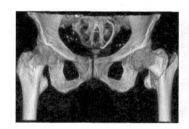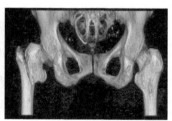

图 21.2　髋关节 3D-CT 示左侧股骨粗隆间骨质不连续，断端移位

（三）诊断

左髋关节转子间骨折（AO 分型：A2.2 型），高血压，重度骨质疏松。

（四）治疗概要

患者入院后完善术前检查，无手术禁忌证，在全麻下行左侧粗隆间骨折闭合复位髓内针固定术。患者仰卧位于透放射线的手术台中，通过纵向牵引和内旋纠正畸形，术中在 C 形臂辅助下牵引达到复位，之后进行髓内针（PFNA – Ⅱ）标准操作。注意事项：①插入髓内针前应复位；②入针点选择不能偏外，防止髋内翻发生；

③扩髓入点选择，避免股骨近端骨折粉碎；④插入针前注意是否匹配；⑤螺丝的位置居于股骨位置合理；⑥术后合理的康复锻炼方案；⑦预防下肢静脉血栓等并发症发生；⑧患者术后应抗骨质疏松治疗。根据序贯治疗原则应先行促骨形成治疗，待最大化增加骨量和改善骨微结构，再进一步考虑抗骨吸收药物恢复骨量和维持骨微结构。遂应用促成骨药物特立帕肽 20μg 每日 1 次，皮下注射（术后 3 周），术后规律补充钙剂 + 维生素 D_3，出院后定期复查骨密度及骨代谢相关指标。

（五）术后随访

术后 1 周复查双髋关节正位 X 线片（图 21.3）示骨折复位良好，患者存在严重骨质疏松，小粗隆处极易出现骨不愈合。术后 3 个月：骨折愈合及内固定位置良好（图 21.4），患者抗骨质疏松治疗后，小粗隆处骨痂形成，成骨旺盛，愈合良好（图 21.5），行动良好，功能恢复佳。抗骨质疏松治疗后（患者术后卧床，根据文献报道卧床 1 周骨丢失量相当于 1 年生理丢失量），患者骨量上升，抗骨质疏松治疗作用明显（图 21.6），特别是 t-P1NP 明显升高，提示促成骨治疗药物有效，有于骨折愈合（图 21.7）。Harris 评分：术前 54 分，术后 3 个月 71 分。

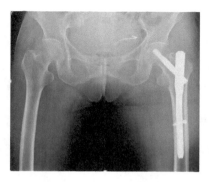
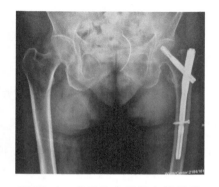

图 21.3　术后 1 周复查 X 线片　　图 21.4　术后 3 个月复查 X 线片

笔记

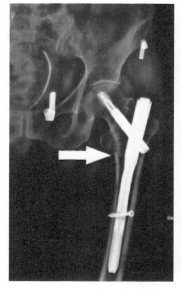 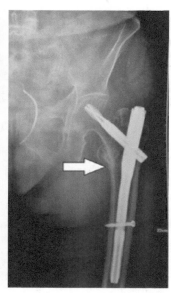

注：粗隆间骨折愈合佳，同时患者小粗隆处骨痂形成，成骨旺盛，抗骨
质疏松治疗效果良好。

图21.5   抗骨质疏松治疗后复查 X 线片

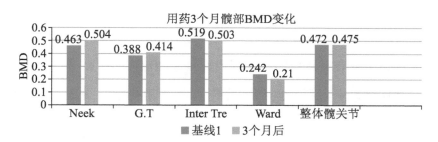

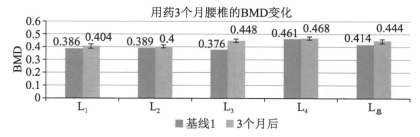

图21.6   抗骨质疏松治疗后，患者术后短暂卧床，
但骨量未见丢失

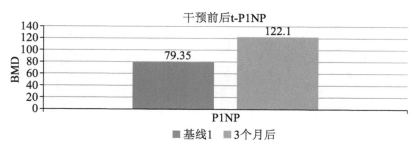

图 21.7　P1NP 上升 53.88%
（提示抗骨质疏松治疗促成骨效果明显）

病例分析

粗隆间骨折多发生在摔倒暴力损伤时，股骨上端外侧为大粗隆，在大小粗隆间均为松质骨，粗隆间处于股骨干与股骨颈交界处，是承受剪式应力的最大部位，所以，粗隆间是骨质疏松的好发部位。骨质疏松的发生速度在骨小梁较快，股骨距侧较慢，在其结合是骨质最薄弱处，容易发生粗隆间骨折。老年人骨质疏松，肢体不灵活，当下肢突然扭转、跌倒或直接接触地面时，易造成骨折。

外伤后，患者粗隆间出现疼痛肿胀活动受限、瘀斑、外旋畸形，轴向叩击痛，患肢缩短，髋关节 X 线及 3D-CT 可以诊断，并能确定骨折类型为治疗方法提供依据。可通过 DXA（双能 X 线）来检查评估患者是否存在骨质疏松症。本病例诊断明确，为左侧股骨粗隆间粉碎性骨折。行 3D-CT，进一步明确骨折的类型和移位情况。DXA 提示骨质疏松症，本病例为外伤跌倒，骨折粉碎重，手术指征明确；伴有骨质疏松症，愈合时间延长，术后负重骨折移位、内固定失效风险高。外科治疗的同时可行抗骨质疏松治疗。

AO 分型，粗隆间骨折全部属于骨折类型中的 A 类。A1 型为经转子的简单骨折，分两部分，内侧骨皮质仍有良好的支撑，外侧皮质保持完好。A1 型分为 3 个亚型，分别为经转子间线、经大转子及经小转子。A2 型为经转子的粉碎性骨折，内侧和后方骨皮质在数个平面上破裂，但外侧骨皮质保持完好。A2 分为 3 个亚型，分别为有一内侧骨折块（A2.1）、有数块内侧骨折块（A2.2）、在小转子下延伸超过 1cm（A2.3）。A3 型为反转子间骨折，骨折线通过外侧骨皮质，分为 3 个亚型，分别为斜行、横行及粉碎型。A1、A2.1 为稳定性骨折，A2.2、A2.3 型为不稳定性骨折。该患者为（AO 分型：A2.2 型）该类型骨折一般采用手术治疗。可选择滑动加压螺钉加侧方钢板或髓内针抑或选用人工股骨头置换术。

该患者骨折为不稳定性骨折，由于插入髓腔更具有传导应力，动力臂短，内固定受到应力减少，内固定失效风险小，患者高龄，采用髓内针可缩短手术时间，减少手术出血，术后可早期负重。人工股骨头置换，需要较大的手术切口，钢丝、钛缆重建股骨距，创伤大，出血多，时间长，且近端难以获得稳定。选择 PFNA 固定，由于重度骨质疏松，骨折粉碎较重，愈合时间延长，早期负重后骨折移位、内固定失效风险高，术后卧床时间长，骨质疏松进一步加重。遂选择 PFNA 固定，优点为术中暴露小，出血少，可早期负重。该病例为老年女性外伤，诊断为左侧股骨粗隆间骨折，影像学检查提示骨折明显移位。

术中采用股骨近端外侧直切口入路。插入髓内针前应复位。手术应注意入针点选择不能偏外，防止髋内翻发生。扩髓入点选择，避免股骨近端骨折粉碎。入针前注意是否匹配，需证实远端锁钉没有误锁。合理的康复锻炼方案可预防并发症发生。更应重视患者重度骨质疏松，骨折粉碎较重，愈合时间延长，卧床同时会加重骨质疏松，早期负重后患者存在骨折风险。所以，抗骨质疏松治疗显得尤为重要。

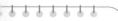

术后对症抗感染镇痛消肿治疗，术后监测各项指标，预防术后并发症。抗骨质疏松治疗不仅提高患者术后功能恢复，而且有效的抗骨质疏松可以减少患者再次骨折风险，骨质疏松的序贯治疗可以进一步预防骨质疏松骨折的发生，降低相关风险。

病例点评

股骨粗隆间骨折占髋部骨折的 65%，且粗隆间为骨质疏松高发部位，随着全球人口老龄化，由骨质疏松引起骨折的发生率逐渐升高。骨质疏松性骨折严重影响患者的生活质量，增加致残率和死亡率。该患者粗隆间粉碎性骨折，存在严重骨质疏松，对于此类骨折的 PFNA 联合特立帕肽治疗国内文献寥寥无几，国际上也罕见报道，该病例的有效治疗为重度骨质疏松伴发粗隆间骨折的综合治疗提供了良好的示范。老年人髋部骨折，全身状况衰退，并存在免疫功能低下，并发症发生率较高，机体代偿功能差，体能及肢体功能康复缓慢，骨质差，固定困难，骨折愈合时间长，负重时间延迟，再骨折概率高。据统计约 26% 患者一年内死亡，存活患者中，28%患者可以恢复到伤前生活质量，9% 患者需卧床，24% 患者需使用轮椅，39% 患者需在家属帮助下行走。目前，临床上对于骨质疏松性骨折可采取常规骨折的治疗方法，如复位、固定、功能锻炼等。若患者骨质差，则常见骨折愈合进程延缓、内固定失效，临床效果欠佳，故需针对原发病进行干预，配合抗骨质疏松药物才能从根本上进行有效治疗。目前抗骨质疏松药物有骨营养补充剂，如钙剂、维生素 D；骨吸收抑制剂如双膦酸盐、狄诺塞麦、选择性雌激素受体调节剂、他汀类、降钙素；骨形成促进剂如特立帕肽）；骨双向调节剂如雷奈酸锶。同时，新靶点的药物如组织蛋白酶 K 抑制剂、硬化蛋白单克隆抗体。在选择药物时要根据个体情况而选择，遵循联合和序贯的抗骨质疏松治疗原则。有研究表明，序贯应用促骨形成药物和抗骨吸收药物，能较好维持疗效，合理的联合应用可以增加疗效，亦能避免因不合理联合造成的过度花费。骨质疏松骨折的治疗，手术＋药物治疗≠成功管理骨松骨折。IOF（国际骨质疏松基金会）大力呼吁多学科携手管理，不让任何一个患者失去骨质疏松治疗的机会。国际骨质疏松基金会（IOF）倡导加强FLS（fracture liaison service）骨折后关怀联络服务，不断完善FLS数据库系统，有利于支持医生全程管理和沟通，有助于做好疾病的三级预防，做好骨质疏松合理的序贯与联合治疗，减少治疗花费，符合治疗经济学，同时可以避免患者承受更多身体上的痛苦和经济上的压力。如今，骨科医生在骨质疏松性骨折处理中仍处于主导地位。面对骨质疏松骨折时，外科医生面临植入物稳定性差、骨折愈合延迟、手术失败率高等诸多挑战。尽管手术技术及材料不断在改进，但骨质疏松性骨折的处理仍有进一步提高的空间。任何能够改善骨修复及植入物稳定性的抗骨质疏松药物将在骨质疏松性骨折中具有良好前景。特别是针对严重骨质疏松患者，先行应用促成骨药物再序贯应用抑制骨吸收药物是优选的序贯治疗方案。骨质疏松骨折的诊断及治疗需要多学科携手共进。

（李　旭）

022
股骨粗隆间骨折（A3 型）

病例介绍

（一）临床表现

患者，男，61 岁。

主诉：患者于 5 米高处坠落伤致右髋部疼痛、肿胀，活动受限 9 小时。

现病史：患者在 9 小时前不慎于 5 米高处摔伤后出现左髋部疼痛、肿胀、活动受限，并导致头、胸、腹、腰部等多发外伤，来我院急诊就诊，在急诊行胸腔闭式引流术及脾切除术后转入我科。

专科查体：意识模糊，腰背部压痛阳性、活动受限，右髋部明显肿胀，外旋短缩畸形，皮下大面积淤青，右髋部压痛阳性，屈伸

活动受限，左踝及左足各趾活动良好，足背动脉搏动可触及，末梢
感觉及血运可。

（二）影像学检查

骨盆正位 X 线：右股骨粗隆间骨皮质不连续，碎裂移位（图
22.1）。髋部 CT 三维重建（3D-CT）：右股骨粗隆间粉碎性骨折，移位
明显（图 22.2）。

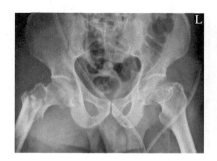 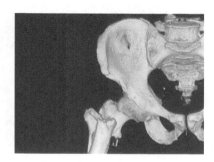

图 22.1　骨盆正位 X 线片　　　　图 22.2　髋部 3D-CT

（三）诊断

右股骨粗隆间骨折（AO 分型 A3.3 型），左髂骨翼骨折，胸、
腰椎附件骨折，脾破裂脾切除术后，多发肋骨骨折，脑挫裂伤，高
血压，糖尿病。

（四）治疗概要

患者入院后完善术前检查，请相关科室会诊，术前评估无手术
禁忌证后，在全身麻醉下行机器人辅助下股骨粗隆间骨折闭合复位
钛缆捆扎髓内针内固定术。患者麻醉后先行闭合复位，两枚克氏针
纠正股骨头颈部旋转移位并临时固定，钛缆捆扎粗隆下游离骨块
（图 22.3）。3D-C 形臂扫描完成髋关节图像采集，导入机器人主控
系统进行术前规划（图 22.4），规划完成后机器人机械臂自动运行
至定位点，于定位点处做一长约 3cm 切口，将机械臂套筒抵至粗隆

顶骨皮质，机器人微调后将导针沿套筒钻入髓腔（图22.5），透视满意后插入保护套筒，近端扩髓至小粗隆水平，然后置入主钉，术中验证主钉位置良好（图22.6）。天玑机器人辅助下精准钉入导针至股骨颈，选择合适长度螺旋刀片经股骨颈敲打置入。然后再经机器人精准定位下置入远端螺钉（图22.7、图22.8），最后安装尾帽，冲洗术口，逐层缝合（图22.9）。

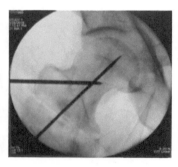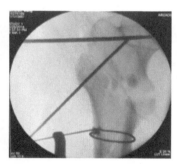

图22.3　克氏针纠正移位并固定钛缆捆扎游离骨块

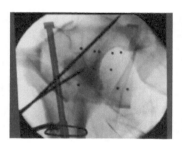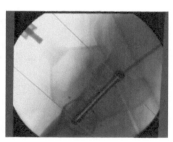

图22.4　骨科机器人辅助规划主钉置入路径

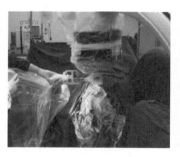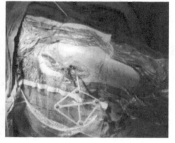

图22.5　骨科机器人辅助下置入导针

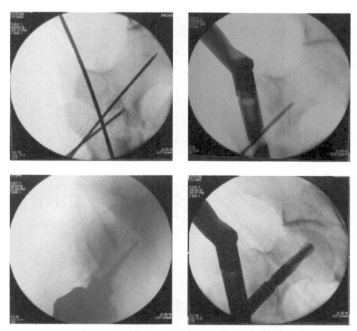

图 22.6　3D-C 形臂透视下打入股骨头颈螺旋刀片

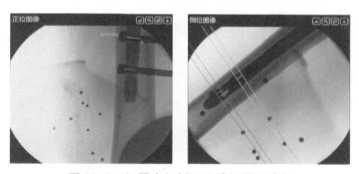

图 22.7　机器人规划远端锁钉置入路径

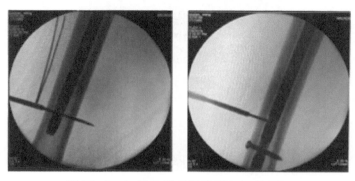

图 22.8　机器人精准引导置入远端螺钉

笔记

143

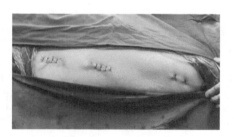

图22.9　术后手术切口

　　术后恢复良好，复查股骨 X 线示：骨折复位良好、内固定确实（图22.10）。术后7天患者正常出院，并能早期功能锻炼。

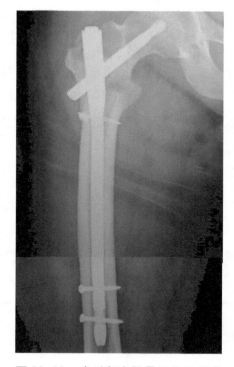

图22.10　术后复查股骨正位 X 线片

（五）术后随访

　　术后6个月复查 X 线片示内固定确实、骨折愈合良好（图22.11）。目前患者髋关节功能恢复良好。

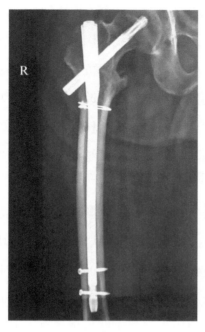

图 22.11　术后复查股骨正侧位 X 线片

病例分析

　　股骨粗隆间骨折是最常见的髋部骨折，系指股骨颈基底至小粗隆水平之间的骨折。老年人发生率最高，通常由低能量损伤如跌倒所致，而年轻人多为高能量伤所致。伤后患侧髋关节疼痛、肿胀、瘀斑、活动受限，不能站立和行走，患侧下肢近90°外旋畸形。因骨折远端不受髂骨韧带束缚，故下肢外旋畸形可接近90%，短缩较为明显。

　　由于此类患者普遍高龄，以往保守治疗（牵引）是其唯一选择。但保守治疗病死率很高，因此仅适用于受伤前没有行走能力，预期寿命较短，以及有严重内科合并症、不能耐受手术的患者。

　　骨折后患者长期卧床会引起骨量快速丢失，导致或加重骨质疏

笔记

松，使其他部位发生骨折的风险增加，同时老年人本身机能低下，容易伴发其他器官或系统的疾病。因此，没有手术禁忌证的患者均适用于手术治疗，应尽快制定手术方案，及时手术，以缩短卧床时间，使患者能早期恢复功能锻炼，改善手术后的功能状况，减少并发症的发生。本病例系 61 岁男性患者，为避免患者长期卧床发生坠积性肺炎、压疮、深静脉血栓、泌尿系统感染等并发症，拟定早期手术治疗。

股骨粗隆间骨折的最佳内固定物一直是骨科界讨论的焦点。采用最小创伤达到最强的内固定，从而能够早期功能锻炼，早期下床，减少术后并发症，是股骨粗隆间骨折的治疗目标。目前股骨粗隆间骨折的常用分型方法是 AO 分型及 Evans – Jensen 分型。近年来治疗粗隆间骨折的内固定材料不断发展更新，其中常用的内固定方案主要分为两类：一类是滑动加压螺钉侧方接骨板，如动力髋螺钉、股骨近端锁定加压钢板等；另一类是髓内固定，如重建带锁髓内钉、Gamma 钉和 PFNA 等。本病例系 AO 型 A3.3 型骨折，外侧壁受累，粉碎移位严重，行股骨粗隆间骨折闭合复位钛缆捆扎髓内针内固定术。

目前，手术机器人技术在全球范围内被广泛研究及应用。手术机器人可以突破人眼与手的限制，将骨骼影像三维立体化输出完成术前规划，并且动作控制力强，操作精度高、可重复性好、稳定性佳。我科在区域内率先引进骨科手术机器人系统，因此，本病例选择在骨科手术机器人辅助下完成粗隆间骨折髓内针内固定术。

股骨粗隆间骨折术后并发症主要为内固定失效、畸形愈合、感染等。最常见的内固定失效见于骨折近端内翻塌陷导致螺丝钉切骨股骨头，发生率4%～30%，多在术后 3 个月内发生，可行假体置换术。最常见的畸形愈合是髋内翻，保守治疗中最常见，其次是内固定失效和复位不理想。髋内翻患者表现为肢体短缩，臀中肌步态。此类骨折不愈合率较低（2%），因为粗隆间拥有良好的血供，很少发生不愈合。

老年患者若内固定牢固，术后第 1 天便可进行离床行走训练，允许扶助行器下地部分负重，第 1 周负重是正常肢体的 50%。年轻人由于需要解剖复位，所以不建议早期负重。

病例点评

股骨粗隆间骨折（intertrochanteric hip fracture），系指股骨颈基底至小粗隆水平之间的骨折，80 岁以上人群发病率高，女性高于男性，属于关节囊外骨折。与股骨颈骨折类似，粗隆间骨折是骨科医生现在面临的最重要的公共健康问题之一。

股骨粗隆间骨折的手术治疗方式主要包括髓外固定系统和髓内固定系统、人工关节置换。

1. 动力髋螺钉（dynamic hip screw，DHS）内固定：由髋拉力螺钉和侧方加压钢板构成，通过术后螺钉在钢板套筒内的滑动，可以在骨折断端比较适合于稳定性骨折，如 Evans - Jensen 分型Ⅰ、Ⅱ型骨折。DHS 有静力和动力性加压的双重作用，将滑移式钉板固定装置与加压内固定装置结合起来，通过加压螺纹骨折端加压，载荷由钉至板传至股骨干，从而减少骨折处的剪力，促进骨折愈合。但有文献报道证实其侧方钢板位于股骨外侧，故内侧皮质的缺损会致螺钉切割股骨头、内固定移位或钢板侧螺钉脱出等，失败率达24%～56%，且手术时间较长，出血量较多，对于高龄患者来说并不是理想的内固定材料。

2. 髓内针（intramedullary nail）内固定：与 DHS 相比，髓内针

147

作为髓内固定装置，在生物力学方面为股骨中心性固定，承力点为股骨干中轴，与钢板相比降低了螺钉的力臂，因此对不稳定的、粉碎性骨折具有更好的固定强度。髓内针无需重建内侧皮质的连续性、缩短了力臂，在同样负荷下抗压、抗拉及控制旋转能力更好，更符合生物力学特点；可预防不稳定性骨折固定后可能出现的髋内翻及短缩畸形，提高骨折部位的稳定性，降低并发症的发生率。

3. 人工关节置换：由于粗隆间骨折为囊外骨折，一般不会影响股骨头血运，因此很少需要进行关节置换术，仅用于粗隆间骨折不愈合或内固定失败病例。

目前髓内固定已成为股骨粗隆间骨折治疗的主流方式。传统的髓内固定操作术中需反复透视，增加了患者和医生的射线暴露及手术时间。骨科手术机器人机械臂导向器可以精确引导，术者仅需沿导向器置入导针即可，极大降低了因徒手进针时方向把握不准带来的偏差，且普通透视通常为二维图像，术者在参考时有一定困难，而手术机器人系统在使用时可以将骨骼影像三维立体化输出，在规划界面模拟螺钉位置，从而更好地实施手术计划，提高了手术精准度及效率。随着机器人辅助技术的发展，其操作精度高、可重复性好、稳定性佳等优点逐渐被业内认可，未来必将引领手术向更便捷、精准、微创的方向发展。

（裴　磊）

023
股骨粗隆下骨折

病例介绍

（一）临床表现

患者，男，32岁。

主诉：车祸伤后左大腿疼痛、肿胀、活动受限10天。

现病史：患者于10天前不慎被汽车撞伤，伤后左大腿疼痛、肿胀、活动受限，转来我院。

专科查体：左大腿中上段明显肿胀，畸形，皮下大面积淤青，反常活动，左髋部叩痛。左足趾感觉活动良好，左足背动脉搏动可触及，末梢血运良好。

（二）影像学检查

骨盆正位X线：左股骨粗隆下多段骨皮质不连续（图23.1）。

笔记

左股骨 CT 三维重建 3D-CT：左股骨粗隆下多段骨皮质不连续，骨质碎裂、移位（图 23.2）。左下肢深静脉彩超显示：左下肢腘静脉血栓形成。

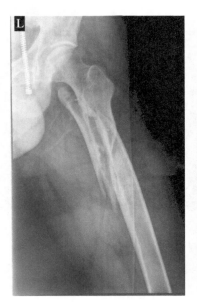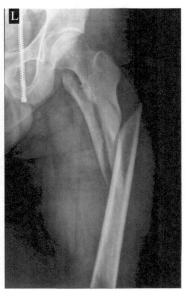

图 23.1　左股骨正侧位 X 线片示左股骨粗隆下粉碎性骨折

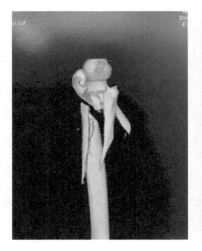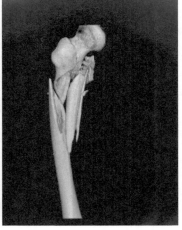

图 23.2　左股骨 3D-CT

（三）诊断

左股骨粗隆下粉碎性骨折（Russell – Taylor ⅡB 型），左下肢腘静脉血栓，眶壁骨折，头面部外伤。

（四）治疗概要

患者入院后急诊介入科行经皮穿刺下腔静脉滤器置入术，术后收入眼科病房行眶骨骨折手术治疗，骨科暂行左侧胫骨结节牵引术，后患者转入骨科病房继续治疗。骨科择期于全麻下行左股骨粗隆下骨折局部有限切开复位、钛缆捆扎固定、加长型 PFNA 内固定术（图 23.3）。由于患者骨折累及范围较长，移位明显，术中试行闭合复位效果不佳，故给予骨折局部有限切开复位、在导向器引导下微创钛缆捆扎固定，选用加长型 PFNA 内固定，术中经过顺利。术后早期康复锻炼，恢复良好。术后 3 天复查 X 线片：骨折复位及内固定物位置良好（图 23.4）。

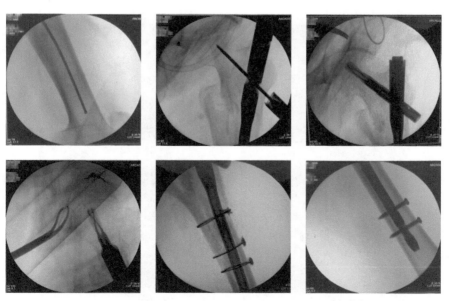

图 23.3　C 形臂透视下行骨折复位、钛缆捆扎固定、
加长型 PFNA 内固定

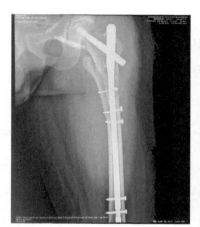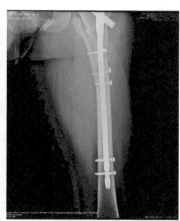

图23.4　术后3天复查X线片

（五）术后随访

术后1个月、3个月、6个月分别复查X线，显示骨折生长愈合良好（图23.5～图23.8）。目前患者已下地自由行走，恢复正常生活和工作，髋膝关节功能恢复良好。

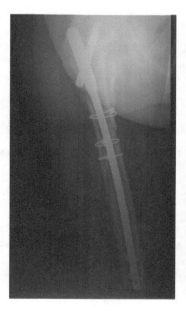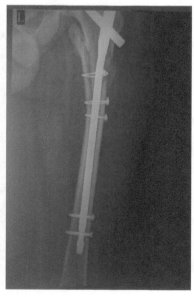

图23.5　术后1个月复查股骨正侧位X线片

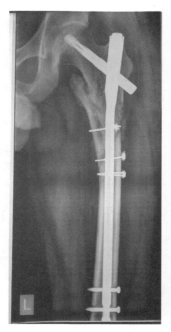
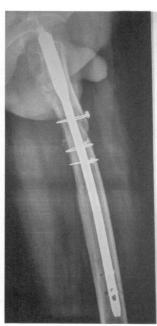

图 23.6 术后 3 个月复查股骨正侧位 X 线：骨折生长愈合良好

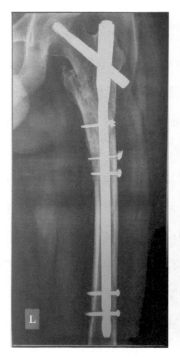
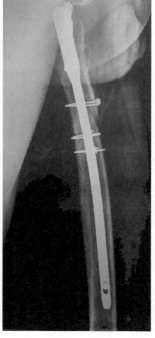

图 23.7 术后 6 个月复查股骨正侧位 X 线片

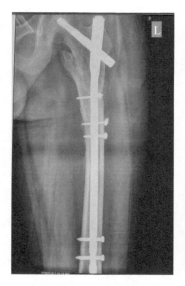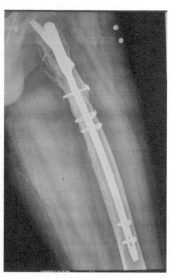

图 23.8　术后 8 个月复查股骨正侧位 X 线片

病例分析

　　股骨粗隆下骨折，是指发生在小粗隆至股骨狭窄部之间的骨折。骨折线有时近端延续至大粗隆，远端延伸至股骨上 1/3 的狭窄部以下；有文献报道，发生率为髋部骨折的 10% ~ 30% 。非手术治疗的并发症较高，多采用手术治疗。

　　股骨粗隆下骨折通过 X 线片及 3D-CT 检查可明确诊断并确定骨折类型，同时应密切注意肢体有无重要血管、神经损伤，有无静脉血栓形成。本病例通过 X 线及 3D-CT 检查确诊为左股骨粗隆下粉碎性骨折。术前通过彩超检查发现有患肢腘静脉血栓形成，应引起高度重视，术前请介入科行经皮穿刺下腔静脉滤器置入术，以减少术中、术后血栓脱落致重要器官栓塞的危险。

　　股骨粗隆下骨折按照 Russell – Taylor 分型方法分为 Ⅰ 、Ⅱ 型两种类型。骨折线未后延至梨状窝为 Ⅰ 型。Ⅰ A 型：骨折块和骨折线自小粗隆下延至股骨狭部区域。ⅠB 型：骨折线和碎块包括在小粗隆至狭部区域。骨折线向近端延伸至大粗隆及梨状窝为Ⅱ型。ⅡA型：自小粗隆经股骨峡部延伸至梨状窝，小粗隆无严重的粉碎或较大的骨折块。ⅡB 型：骨折线延伸至梨状窝，同时股骨内侧皮质有明显粉碎，小粗隆的连续性丧失。本病例为ⅡB 型骨折，只要不存在明显的手术禁忌证，均应积极手术治疗，可选用钢板或髓内钉固定，但从手术创伤及生物力学方面比较，髓内固定更具有优势，目前已成为主流的治疗方式。

　　在股骨粗隆下骨折髓内固定手术操作过程中，应借助牵引床和 C 形臂辅助，在体位摆放时，要充分保持患者躯干向健侧屈曲，以方便髓内钉置入操作。在术中首先在 C 形臂透视辅助下，试行牵引闭合复位。若复位困难，可行局部有限切开复位，必要时行钛缆或钢丝捆扎，但一定要在导向器引导下微创操作，较少骨膜剥离，保护骨折端血运。髓内钉入针点正位像位于大转子顶点，侧位像位于大转子前 1/3 为宜。开髓扩口时要遵循"快钻慢进"的原则。PFNA 作为防旋股骨近端髓内钉固定技术，具有操作更简单、创伤小、出血少等特点。防旋螺钉的设计，使头颈端固定更坚强有效。生物力学实验证明，螺旋刀片插入骨组织后，松质骨被压紧，更好地为螺旋刀片提供锚合力，稳定性提高，这就是 PFNA本身所具有的内固定"骨增强技术"，尤其适合伴有骨质疏松症的老年患者。

　　髋内翻是股骨粗隆下骨折术后最常见的并发症。根本原因是外展肌对股骨折牵拉导致复位困难或复位丢失，另外是髓内针的入针点不正确造成。预防关键是髓内钉入针点要准确，术中要反复透视确认。此外，术中操作时在肢体内收置钉的过程中，要密切监视骨折端复位情况，特别重视内侧骨折块的复位和支撑稳定性，同时注

155

意测量髂前上棘至第1、2足趾间通过髌骨中点的力线。

🏥 病例点评

年轻患者的股骨粗隆下骨折多为高能量创伤引起，如车祸、高处坠落伤等，容易合并股骨颈及同肢体骨折，老年人多为摔伤等低能量损伤。股骨粗隆下是内侧骨皮质高压力，外侧骨皮质高张力区域，是一个机械应力集中高的部位，受到高能量外力作用时容易发生骨折。本病例为年轻男性，高能量车祸外伤撞击导致粗隆下骨折，符合上述发病机制。

本病例为股骨粗隆下粉碎性骨折 Russell – Taylor Ⅱ B 型，骨折粉碎严重，骨折累及范围大，移位明显，在闭合复位效果不佳的情况下，采用了骨折局部有限切开复位、钛缆捆扎带固定、加长型 PFNA 内固定术作为治疗方案。髓内固定更适合粉碎性不稳定性骨折患者，具有微创、弹性固定、骨折愈合率高的优点，更具有生物力学固定优势。

传统观点认为，钛缆或钢丝捆扎会破坏骨折部位血运，容易导致骨折不愈合并发症的发生，故捆扎技术曾被视为操作禁忌。但近年来随着微创器材的研发及操作技术的改进，这一观点已逐渐被改变。大量动物实验及临床实践表明，在引导器引导下骨折微创复位捆扎固定，对骨折端血运影响不大，而且骨折复位捆扎固定后能获得更好的复位稳定性和骨折端接触对合，有利于早期康复和骨折愈合，这一观念已被越来越多的学者认可和应用。本病例粗隆间骨折粉碎严重，移位明显，通过微创钛缆捆扎，骨折复位固定理想，愈合顺利，并且通过早期康复锻炼，髋膝关节功能得到有效恢复。

笔记

此外，股骨粗隆下骨折容易合并股骨颈、膝关节韧带、半月板等损伤，故术前应细致查体和阅片，必要时行 MRI 检查明确伤情，防止漏诊。

（李良满）

024
股骨髁骨折

病例介绍

（一）临床表现

患者，男，18岁。

主诉：以"车祸致右大腿肿痛畸形，活动受限1天"为主诉入院。

现病史：患者于1天前车祸致右大腿外伤，伤后肢体肿胀、疼痛、畸形伴活动受限，由当地医院转入我院。

专科查体：右膝上部肿胀，内翻畸形，触压痛（＋＋），可触及骨擦感，膝关节屈伸活动受限，右足背动脉搏动可触及，末梢血运良好，右足趾感觉活动正常。

（二）影像学检查

右股骨正位 X 线：右股骨髁及髁上骨质连续性中断，呈粉碎性，远端内翻成角畸形（图 24.1）。右膝关节 CT 三维重建（3D-CT）：右侧股骨下段及髁部骨质不连续，髁部累及关节面，髌骨下移，髌骨外侧缘骨质不连续，分离移位（图 24.2）。

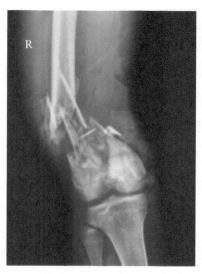

图 24.1　术前右股骨正位 X 线片

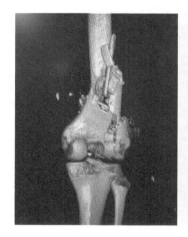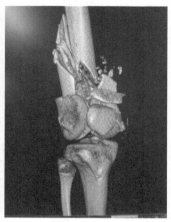

图 24.2　右膝关节 3D-CT

（三）术前诊断

右股骨髁粉碎性骨折（AO 分型：C3.3 型）。

（四）治疗概要

患者入院后立即给予胫骨结节骨牵引，同时完善术前检查，无手术禁忌证，在全麻下行右股骨远端骨折切开复位植骨钢板内固定术。术中采用常规前外侧切口，分离软组织后显露骨折端，清除血肿及骨折断端嵌入软组织，沿下肢力线复位骨折断端及周围碎片的解剖关系，股骨髁间及髁上骨缺损处给予植骨填充、支撑，于股骨外侧行解剖接骨板锁定固定。术后复查右股骨正侧位 X 线示：右股骨髁骨折断端对位对线满意，内固定确实（图 24.3）。患者术后膝关节屈伸功能锻炼，两周后出院。术后定期复查，影像学检查示：骨折端骨痂丰富，骨折线模糊，愈合良好（图 24.4）。

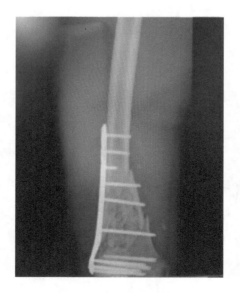

图 24.3　术后正位 X 线片

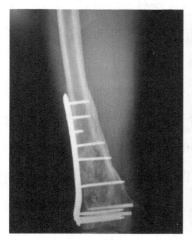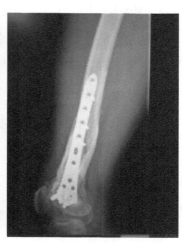

图 24.4　术后 1 年半复查 X 线片

（五）术后随访

术后 1 年半复查 X 线片示断端骨痂丰富，骨折线模糊，愈合良好。

病例分析

股骨髁是皮质骨移行成为松质骨薄弱部位，股骨髁骨折（fracture of femoral condyle）多为直接暴力及间接暴力所致，直接暴力以高能量撞击常见；间接暴力常见于高处坠落，在膝关节伸直位或屈曲位传导不同方向的应力，造成股骨下端不同部位的骨折。因此，股骨髁骨折包括股骨髁间骨折，内髁或外髁骨折，内外髁双骨折及粉碎性骨折等。本病例的病因为车祸的高能量直接暴力所致，符合上述发病机制。

股骨髁骨折的临床表现以膝关节内积血、肿胀、局部疼痛及功能障碍，可出现各种畸形和异常活动为主要表现。通过膝关节正侧

笔记

161

位 X 线及 3D-CT 可明确诊断。同时需要对患肢血管、神经诊查。本病例通过病史、体征及影像学检查相结合即可明确诊断，通过局部 3D-CT 检查可以对手术治疗有指导意义。

股骨髁骨折目前比较确切的分型，按 AO 分型分为 A、B、C 三型：A 型为关节外的股骨髁上骨折。B 型为部分关节内的股骨髁骨折。B 型骨折又分为 3 个亚型：B1 型，股骨外髁矢状劈裂骨折；B2 型，股骨内髁矢状劈裂骨折；B3 型，冠状面骨折，包括前侧及外侧片状骨折，单髁后方骨折，双髁后方骨折。C 型为累及关节内的股骨髁间骨折。治疗方式：对位满意者，可采用非手术治疗。对位不佳者采取以下术式：①拉力螺钉固定；②单纯骨栓固定；③骨栓＋钢板螺钉固定；④L 型钢板；⑤其他内固定；⑥合并有其他损伤如血管、神经损伤，应行血管及神经探查术。合并膝关节韧带损伤，原则上应早期处理，尤其是侧副韧带及交叉韧带完全断裂者。半月板损伤者，不宜过多切除，仅将破裂边缘或前角、后角部分切除即可。

该患者股骨髁部骨折碎裂严重，成角移位明显，累及关节面。患者年轻，对术后功能恢复要求较高，这对我们治疗提出了较高要求。首先采取胫骨结节的骨牵引术治疗，以恢复患侧肢体力线及长度，为术中复位创造骨性和软组织条件。术中采用解剖锁定接骨板进行固定和支撑，对于骨折端的塌陷缺损给予植骨填充，部分骨块复位后采用双加压空心钉固定，探查膝关节并清理关节内血肿及细小骨片，术后给予口服抗凝药预防血栓对症治疗等。术后早期膝关节屈伸功能练习及患肢肌力功能练习。术后随访骨折愈合良好，但膝关节屈伸活动不理想，后期行关节松解治疗后加强功能练习后改善。

笔记

🩺 病例点评

股骨髁骨折的病因多为高能量损伤，因此，初诊时应排查其他重要脏器的损伤，避免漏误诊引发不良后果。同时对患肢的血管、神经、肢体肿胀及末梢血运需要密切观察，必要时可行探查术。高能量损伤多伴有多发性骨折存在，应采取相应的固定治疗。治疗早期骨牵引治疗是绝对必要的，有利于减轻疼痛、恢复力线和肢体长度，更有利于术中骨折断端复位。股骨髁骨折不易复位，也不易维持复位。股骨髁骨折可并发腘动脉、神经及其周围软组织的广泛损伤，在伴有相邻结构如侧副韧带、交叉韧带损伤时，可造成膝关节不稳定，也因股四头肌、髌上囊损伤而造成伸膝装置粘连，损害膝关节功能，术后早期膝关节功能锻炼尤为重要，后期必要时行 MRI 或关节镜诊治。

股骨髁骨折可造成股骨髁与胫骨平台、髌股关节的破坏，改变了正常膝关节的解剖轴与机械轴，破坏了膝关节正常负荷与传导。股骨髁骨折易发生骨块分离而不产生塌陷，易发"T"或"Y"型骨折。由此，手术治疗的重点应该是，骨折直视下的解剖复位，坚强的固定。同时，术后早期膝关节功能锻炼同样重要，应该指导患者术后早期膝关节屈伸锻炼，避免关节僵硬。术后积极复查，若出现活动度受限，应该及时处理，甚至酌情使用 CPM 机。本病例患者术后康复锻炼依从性差，加上骨折碎裂严重，术后一年复查，骨折愈合良好，但膝关节屈曲受限较重，给予膝关节松解术，目前患者膝关节功能恢复良好。

（王居强）

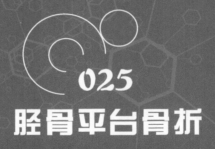

025 胫骨平台骨折

病例介绍

（一）临床表现

患者，男，32岁。

主诉：车祸致左膝关节疼痛、肿胀、活动受限3小时。

现病史：3小时前患者被车撞伤，左膝关节疼痛、肿胀，不能行走，来我院急诊就诊。

专科查体：左膝关节及小腿肿胀明显，大面积皮下淤血、畸形，胫骨近端压痛，可触及骨擦音、骨擦感，股骨内侧髁内侧副韧带止点处肿胀、压痛。踝关节可主动屈伸，浅深感觉正常，足背动脉搏动正常。

（二）影像学检查

左膝关节 CT：胫骨近端粉碎性骨折，塌陷、移位明显（图 25.1）。

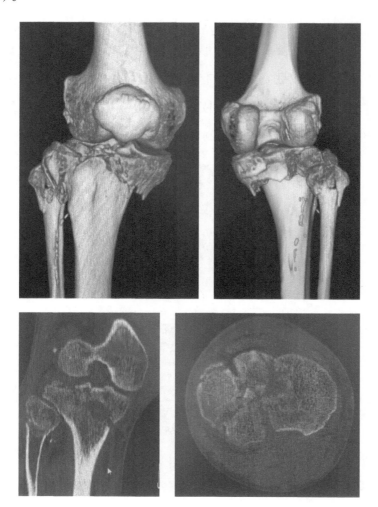

图 25.1　左膝关节 CT

（三）诊断

左侧胫骨平台骨折（Schatzker 分型Ⅵ型；AO 分型 41 - C3），内侧副韧带损伤。

（四）治疗概要

患者入院后完善术前检查，跟骨牵引，消肿治疗，伤后第 6 天，患肢消肿，在全身麻醉下行骨折切开复位钢板内固定，内侧副韧带股骨端止点断裂修复重建术。手术采用内外侧联合切口，切口的设计需要根据主要骨折块的形态和复位要求调整，但要注意两切口的距离，中央皮肤宽度窄小有皮肤缺血坏死的风险，所以分别复位内外侧平台，双钢板坚强固定。术后复查 X 线显示骨折复位满意、内固定位置良好（图 25.2）。

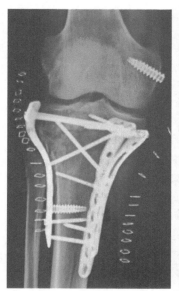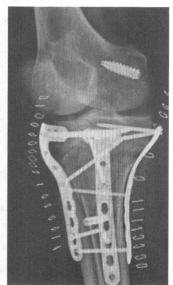

图 25.2　术后 X 线片

（五）术后随访

术后早期关节逐渐进行屈伸功能锻炼。

病例分析

该患者受伤机制为车祸导致的高能量损伤。查体肢体肿胀明显，有大面积皮下瘀斑，无神经血管损伤表现。辅助检查提示，骨折属于Ⅵ型平台骨折合并干骺端骨折。常规行下肢血管彩超检查未见异常。入院后行跟骨牵引手术，患肢抬高，甘油果糖消肿治疗，密切关注患肢血运及痛觉情况，警惕骨筋膜室综合征。软组织条件改善后，行手术治疗。手术的难点在于手术时机、手术入路的选择、复位的先后顺序。手术时首先行前外侧切口，于外侧半月板下暴露关节面，先复位外侧平台，克氏针固定，再行前内侧入路，通过骨折端间隙整复后侧平台骨块，复位内侧平台，克氏针固定。术中透视关节面平整，无增宽。放置钢板，后侧平台行空心螺钉固定。植入同种异体骨。骨折固定后检查膝关节稳定性。

体会：①胫骨平台骨折入院后应完善3D-CT、下肢血管彩超检查，有条件可以行磁共振检查，明确韧带、半月板的损伤情况；②手术时机建议在伤后10天左右，这时软组织条件好转，术后切口愈合，感染概率减少；③入路的选择主要是累及后内侧柱的骨折，多采用后内侧入路，注意保护血管神经，暴露充分，复位确切。该患者由于软组织条件不好，膝关节后方有淤血，皮肤弹性差，术中并没有选择后内侧入路，所以，后侧骨块复位困难。

术中固定确切，术后患肢未行外固定，继续消肿，预防血栓治疗，2周后拆线，切口愈合良好。

🏥 病例点评

胫骨平台骨折为胫骨近端骨折的一种，是膝关节创伤中最常见的骨折之一，累及关节面，占全身骨折的4%，多半属于高能量损伤，常常出现神经、血管损伤，骨筋膜室综合征，深静脉血栓等并发症。软组织条件差，给治疗增加了难度。查体：膝关节肿胀明

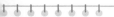

显，畸形，可触及骨擦音、骨擦感，特别需要关注是否有腓总神经损伤的体征，末梢血运情况。辅助检查行 X 线即可以明确诊断，CT 检查明确骨折移位方向、粉碎程度，对治疗、手术有一定的指导意义。需要注意的是，由于胫骨平台骨折，无法检查膝关节韧带的损伤情况。有文献报道绝大多数胫骨平台骨折都伴有半月板或是韧带的损伤，因此，术前有条件者可行膝关节 MRI 检查。治疗方法的选择：由于胫骨平台骨折累及关节面，所以一般情况下保守治疗只适用于无明显移位（＜2mm）的关节内骨折，以及一些不具备手术条件的患者。对于关节面塌陷多少为手术指征，目前也存在极大的争议，我们认为胫骨平台增宽 5mm、塌陷 10mm 是手术的绝对适应证。另外，由于胫骨平台骨折，软组织条件不好，对于手术时机的选择也存在分歧，文献报道伤后 10 ~ 14 天行手术治疗切口并发症会减少。关节面解剖复位、骨折坚强内固定、塌陷骨折复位后植骨是目前手术治疗胫骨平台骨折公认的三要素。

（金　哲）

笔记

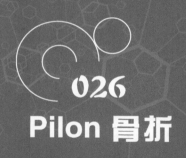

026
Pilon 骨折

📋 病例介绍

（一）临床表现

患者，男，63 岁。

主诉： 因汽车撞伤导致右踝关节疼痛、肿胀 1 天。

现病史： 1 天前因交通肇事，汽车撞伤导致右踝关节疼痛、肿胀，活动受限，急诊来院。

专科查体： 右踝关节肿胀，外翻畸形，皮肤张力较大，活动受限，足趾血运良好。

（二）影像学检查

右踝关节正侧位 X 线：右外踝骨折向外方成角，胫骨远端粉碎

169

性骨折，关节面向上方移位，踝关节外翻畸形（图26.1）。右踝 CT 三维重建（3D-CT）：胫骨远端粉碎性骨折，前唇骨折（图26.2）。

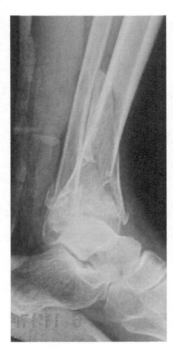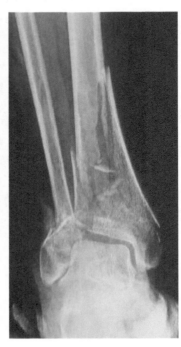

图 26.1　右踝关节正侧位 X 线片

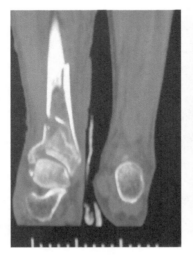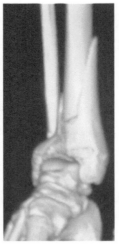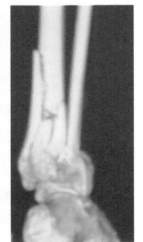

图 26.2　右踝关节 3D-CT

（三）诊断

右踝关节 Pilon 骨折（Mast 分型　C3 型）。

（四）治疗概要

患者入院后积极消肿，冷敷，肢体抬高，脱水治疗，石膏托临时固定，肿胀消退，皮肤出现皱褶后，择期手术。入院一周后手术治疗，前侧正中切口关节囊已裂开，前唇向上方翻起、压缩，关节面向外上方塌陷。用骨刀向下推移并用髂骨块填塞，将翻转关节面复位植骨后，前侧 T 型钢板固定。内踝侧切开潜行插入解剖钢板，MIPO 固定（图 26.3、图 26.4）。术后踝关节出现肿胀、水疱，皮肤苍白。经脱水抗感染治疗，切口愈合。早期不负重下踝关节活动，3 个月后部分负重。

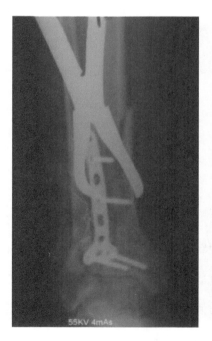 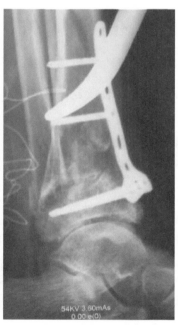

图 26.3　术中行骨折复位，解剖钢板固定

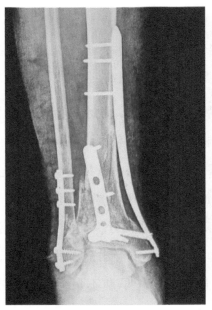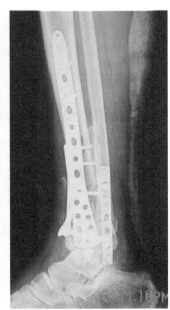

图 26.4　术后右踝关节正侧位 X 线片

（五）术后随访

一年后复查骨折愈合良好，再次入院行内固定物取出，术后行走无疼痛，功能恢复满意。

病例分析

Pilon 骨折，又称胫骨远端爆炸性骨折，1911 年由 Destot 首先提出，是胫骨远端从低能量的旋转暴力引起的骨折到高能量轴向压缩暴力，距骨冲击胫骨远端，造成胫骨下关节面破裂，严重者关节面粉碎性骨折，以及胫骨远端粉碎性骨折。85% 伴有腓骨骨折。常常出现软组织肿胀、水疱。Pilon 骨折 Msta 分型：A 型旋后外旋骨伴有垂直外力；B 型螺旋延伸型骨折；C 型垂直压缩性骨折。随着交通事故、高处坠落事故的增加，该病例逐年增加，尤其是 C 型骨折，而且治疗比较困难，因该病常伴有踝关节周围肿胀、水疱形成，早期手术易造成皮肤坏死，钢板外露，一般在伤后2周肿胀消退、皮肤出现皱褶后手术，即使消肿后手术，有时术中剥离面广，手术时间长，局部再次出现肿胀，切口张力较大，勉强缝合易造成皮缘坏死、钢板外露。可采用术中一期皮瓣移植，效果良好。按Msta分型，C型骨折有3个亚型，但在临床上有一些骨折分类并没有完全包括，原因可能是在Msta分型出现时3D-CT还没有出现，对髓腔内的情况了解不够。术前应行3D-CT检查，充分了解骨折的情况，设计好固定的方法，根据不同的钢板，采取不同的切口，切口越少越好，固定顺序是后踝、外踝、内踝。一般利用外踝偏后切口，处理后踝及外踝。外踝先固定后由于钢板的遮挡，看不到后踝复位情况。从腓骨长短肌后缘分离进入显露后踝，直视下复位后，用T型钢板或空心钉固定。切口前缘皮下向前游离即可显露外踝，用钢板固定。胫骨远端要根据骨折块情况选择胫骨远端内侧解剖钢板或前外侧L型钢板，前唇可用T型钢板固定或螺钉固定，切口尽可能少，以防术后皮肤坏死。术后肢体抬高，脱水，不用石膏固定。早期不负重下地，踝关节活动，逐渐恢复功能。

病例点评

    Pilon骨折是一种高能量的损伤，且踝关节周围虽然术前经过消肿，但术中游离后可能出现肿胀、水疱，皮缘部分苍白、坏死。所以，Pilon骨折不宜早期手术，已达成专家的共识。

    Pilon骨折是关节内骨折，需要解剖复位，牢固的固定。过去因没有合适的钢板，固定较困难，多采用保守治疗，效果欠佳，残留有不同程度的后遗症。随着锁钉钢板的发展，尤其是关节周围解剖钢板的出现，给 Pilon 骨折即关节周围骨折的治疗提供了很多条件。大大提高了复位固定的效果，明显提高了术后疗效。3D-CT 的出现为进一步了解骨折的情况提供了很大的便利条件，尤其通过矢状面及冠状面扫描了解骨折内部情况，设计好复位固定的方法，首先选择主固定钢板是胫骨内侧还是前外侧钢板，根据钢板的不同选择合适的切口，前唇及后踝可用桡骨远端的 T 型钢板或空心钉固定，外踝可用腓骨远端外侧解剖钢板或 1/3 管型钢板固定，两切口之间皮肤尽可能宽，防止皮肤坏死。关节面要达到解剖复位，有后踝骨折时，一定要选择侧卧位直视下复位固定后踝，再取仰卧位处理胫骨前内侧，恢复踝关节的稳定性，主钢板近端侧可采用 Mipo 方法潜行插入，在钉孔处切小口，套筒引寻下钻孔拧钉，减少手术切口，防止皮肤坏死。术后定期随访，在医生指导下进行康复锻炼，早期不负重下踝关节活动，重点指导患者背伸运动。因背伸功能锻炼困难，不主动锻炼易形成足下垂，将影响患者上下楼及下蹲，足跟不能着地。踝关节趾屈功能容易锻炼，患者可以在医生指导下负重锻炼。通过踩秤盘，医生教会患者逐渐增加负重量，每个月通过增加负重量观察骨折愈合情况，直至接近自身体重后正常行走。

（韩继东）

027 胫骨骨折术后不愈合

病例介绍

（一）临床表现

患者，男，42岁。

主诉： 右胫腓骨骨折内固定术后1年，右小腿活动时疼痛。

现病史： 患者于1年前因右胫腓骨骨折，在当地医院就诊，行钢板螺钉内固定术，术后1年，右小腿活动时仍然疼痛，来我院就诊。

专科查体： 右小腿前外侧可见陈旧手术瘢痕，皮肤完整，未见明显红肿，肌肉稍萎缩，右小腿中下段压痛，轴向叩击痛阳性，无反常活动。右下肢感觉正常，右足背动脉搏动可扪及，左下肢短缩约0.5cm。

笔记

（二）影像学检查

右胫腓骨正侧位 X 线：右胫腓骨骨折术后改变，可见胫骨中段骨折，骨折未愈合，骨折边缘硬化，未见骨痂形成（图 27.1）。右胫腓骨 3D-CT：胫骨骨折边缘硬化，远折端髓腔硬化，未见明显骨痂形成（图 27.2）。

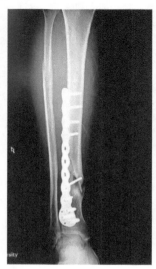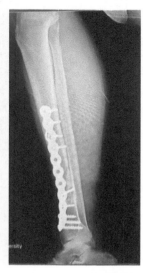

图 27.1　右胫腓骨骨折 X 线片示胫骨中段骨折未愈合

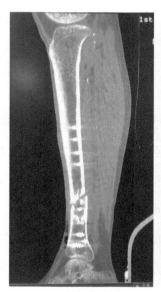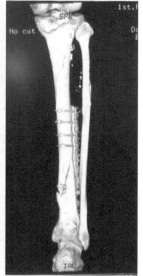

图 27.2　右胫腓骨骨折 3D-CT 示胫骨中段骨折未愈合、骨质缺损

（三）诊断

右胫腓骨骨折术后，胫骨骨折不愈合。

（四）治疗概要

患者为右胫骨骨折不愈合，再次手术，在骨折端植骨，打开封闭硬化的髓腔，在胫骨内侧增加一块钢板，提高骨折端稳定性。术后定期复查 X 线片，术后 3 个月可见骨痂形成，术后 5 个月复查 X 线示骨折线模糊，骨折愈合（图 27.3）。

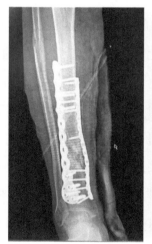
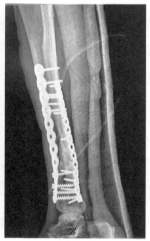

图 27.3 术后 5 个月复查 X 线片

（五）术后随访

随访 5 个月，患者骨折愈合，患肢功能良好。

📽 病例分析

骨折不愈合又称骨不连，是指骨折已经超过其愈合通常所需要的时间尚未愈合，且经再度延长治疗时间后（通常骨折后 9 个月），仍达不到骨性愈合，骨折端可形成假关节，骨折修复过程完全停止，不经特殊治疗不能产生骨性连接。影响骨折愈合的因素有全身性因素和局部因素。全身性因素包括患者的代谢、营养、健康状况和活动情况。局部因素主要有骨折部的血液供应、感染的影响、软组织损伤程度、骨折端软组织嵌入及治疗方法的影响。后者包括反复多次的手法复位、切开复位时对软组织的切开及骨膜的剥离，持续骨牵引时牵引过度，骨折固定不确实，不恰当的功能锻炼，以及开放性骨折清创时摘除碎骨过多等。

1976 年，Weber 和 Czech 将骨折不愈合分为两大类。第一类为血管丰富型（肥大型）：骨折端富有活力，产生明显的生物学反应，骨折端血运丰富。此型骨断端硬化，髓腔闭塞，周围有肥大增生骨痂，但不连续。第二类为缺血型（萎缩型）：骨端缺乏活力，生物学反应较少，摄取 ^{85}Sr 研究显示骨折端血运较差。骨端萎缩吸收，有的呈锥形，骨质疏松，骨断端间有间隙，无明显骨痂形成。

如已确诊骨折不愈合，则应采用手术治疗，其治疗原则为骨折端准确复位、坚强固定和充分植骨。一般而言，肥大型不愈合单纯牢固固定即可能愈合，而萎缩型不愈合则必须将骨皮质切除并同时植骨才能愈合。

（1）肥大型不愈合：此种类型具有良好的血运和成骨能力，不愈合常是固定失效所致，在骨折端没有骨缺损的情况下，单纯加压固定即可达到骨性愈合，可采用加压内固定或外固定支架加压，但存在骨缺损时则必须植骨。

（2）萎缩型不愈合：此种类型的血运和成骨能力都较差，手术治疗时必须切除萎缩的骨皮质并充分植骨。植骨术有多种方式，移植骨的来源也较多，有自体骨、异体骨和人工合成骨替代物等。切除萎缩的骨皮质后如缺损较小，可以采用取自体髂骨植骨，若缺损较大，则可考虑其他大段骨移植重建如腓骨段移植或大块骨移

笔记

植等。

（3）骨折不愈合合并感染：治疗方案为彻底清除感染灶，修复周围软组织和恢复骨的连续性，其中最为重要的是清除感染，应彻底切除感染的软组织、肉芽组织和窦道，根据药敏试验结果选择敏感抗生素，采用游离或带蒂皮瓣、肌皮瓣等显微外科技术修复软组织缺损，二期骨移植重建骨的连续性。

（4）骨折不愈合合并关节功能障碍：骨折不愈合合并关节功能障碍通常为关节内纤维性僵硬，关节松解之后需加强关节功能锻炼，这会增加骨折内固定失败的风险，因此，除非确信内固定非常牢靠，一般可待骨折不愈合治疗后再行关节松解术。

该病例骨折不愈合发生在胫骨，已有研究表明胫骨骨折常出现骨折不愈合，其原因与胫骨局部血供不佳有关。该病例属于萎缩性骨折不愈合，骨折端未见明显骨痂形成，骨端萎缩有间隙出现，髓腔封闭。因此，该病例的处理方式为切除萎缩的骨皮质并充分植骨，由于原有的内固定没有拔钉、折断等情况出现，我们在术中保留了原有的内固定，但在胫骨内侧增加一块钢板，使骨折端更加稳定，同时在骨折端大量移植自体骨。术后 5 个月，骨折愈合。

病例点评

临床上多采用 Weber 和 Czech 骨折不愈合分型，因为该分型主要基于血供的多少，可以用该分型指导治疗。

骨折不愈合治疗方式的选择，首先应该明确骨折不愈合的临床分型、骨折部位，是否存在畸形、成角、旋转及短缩，邻近关节的功能情况，是否合并感染，局部软组织条件如何，既往手术方式及失败原因等，同时还要考虑患者年龄、身体一般状况如营养状况，

笔记

以及患者对肢体的功能要求等，以便选择最佳的治疗方案。治疗原则为骨折端准确复位、坚强固定和充分植骨。一般而言，肥大型不愈合单纯牢固固定即可能愈合，而萎缩型不愈合则必须将骨皮质切除和植骨才能愈合，具体植骨方式需综合考虑骨缺损的程度及移植骨的来源。治疗目的主要是达到骨折愈合，恢复肢体功能，提高生活质量。在治疗骨折延迟愈合和不愈合时还应改善全身营养状况，戒烟，避免服用非甾体类消炎药和糖皮质激素等药物。

（夏茂盛）

笔记

028
胫骨骨折术后感染、慢性骨髓炎

病例介绍

（一）临床表现

患者，男，49 岁。

主诉： 右胫骨骨折术后感染半年。

现病史： 患者因半年前车祸致右侧开放性胫骨下段骨折，就诊于外院行骨折切开复位内固定术，术后切口处愈合欠佳，反复感染脓性渗出，内固定取出后未见明显好转，为求诊治就诊于我院。

专科查体： 右侧胫骨可见一长约 5cm 切口，周围瘢痕增生，有 0.5cm 大小窦道，挤压可见少量脓性液体流出，右侧踝关节背伸及屈曲活动略受限，可触及足背动脉搏动，末梢血运可。

（二）影像学检查

右胫骨正侧位 X 线：胫骨骨折术后，可见内固定物，周围骨质疏松（图 28.1）。

（三）诊断

右胫骨骨折术后感染，慢性骨髓炎。

（四）治疗概要

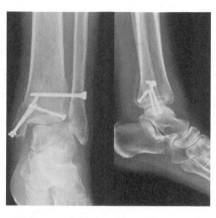

图 28.1　术前右胫骨正侧位 X 线片

第 1 次手术于双阻滞麻醉下行右侧胫骨下段骨髓炎病灶清除，抗菌骨水泥珠链填充术，手术顺利（图 28.2）。术后 3 个月为求进一步治疗再入我院，二期双阻滞麻醉下行右侧胫骨下段骨水泥珠链取出抗菌骨替代材料植骨术。患者术后恢复良好。

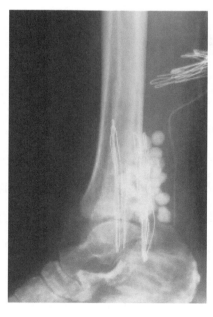

图 28.2　病灶清除、置入骨水泥链珠后 X 线片

（五）术后随访

术后 3 个月，复查 X 线片（图 28.3），行骨水泥珠链取出抗菌骨替代材料植骨术。再次手术后 4 个月复查 X 线示植骨愈合良好（图 28.4）。

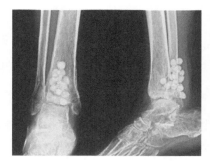 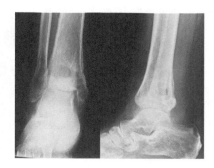

图 28.3　术后 3 个月骨水泥珠链取出前 X 线片　　　图 28.4　骨水泥珠链取出后 4 个月 X 线片

病例分析

慢性骨髓炎是病原微生物引起的骨化脓性炎症，可累及髓腔、骨、骨膜，甚至累及周围软组织形成经久不愈的窦道，具有血运差、病程长、易复发等特点。

作为骨科常见病及疑难病，慢性骨髓炎的治疗效果往往不理想，难以彻底治愈，随着耐药菌株增多，治疗更为困难。若治疗不当可造成感染加重、病理性骨折、骨不连、畸形、关节强直、窦道口癌变等，对患者的日常生活与身心健康造成严重的影响和威胁。

慢性骨髓炎治疗策略：彻底病灶刮除，消灭无效腔，良好的皮肤及筋膜软组织覆盖，系统抗生素治疗。妥善处理无效腔能改善慢性骨髓炎患者的预后，已成为骨髓炎治疗中的必要手段，但处理无效腔的方法尚无明确标准。灌注冲洗、局部运用万古霉素骨水泥及

笔记

183

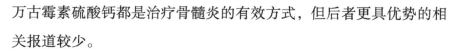

万古霉素硫酸钙都是治疗骨髓炎的有效方式，但后者更具优势的相关报道较少。

术中需要将内固定尽可能取出，因内固定物为异物，不存在血液供给，不能有效抵抗感染，给细菌的植入感染提供了机会，内固定周围微生物形成的菌膜也是药物难以到达的部位，病灶清除时不取出髓内针，细菌不能被彻底清除，细菌不断繁殖，导致感染复发。目前骨髓炎消灭无效腔的方法较多，包括灌注冲洗、非分解性载体填塞（如骨水泥载体填塞）、可吸收性载体填塞及骨搬移等。术后给予抗生素治疗 6 ~ 8 周，抗生素种类可根据细菌培养试验和药敏试验结合运用抗生素，每 2 ~ 3 天定期换药，术后早期行关节的功能锻炼，防止关节僵硬。

病例点评

慢性骨髓炎是骨科常见病，治疗效果不理想。骨髓炎治疗复杂棘手，再发概率较高。治疗方法主要包括：彻底清除感染病灶，取出内固定物，消灭无效腔，良好的软组织覆盖，引流通畅，对于不稳定情况给予外固定架固定，功能重建，系统抗生素治疗。局部应用万古霉素骨水泥及硫酸钙是治疗的有效方法。术前应行局部分泌物细菌培养和药物敏感试验，根据敏感药物使用局部抗生素。另外，此种方法对患者局部皮肤条件覆盖要求高，术后如有患处渗出会影响局部缓释抗生素血药浓度。术中应用骨水泥珠链一定要记录珠链的数量以便二次手术完整取出，也可以应用硫酸钙替代骨水泥珠链，以防止二次手术取出存在问题。

慢性骨髓炎随着耐药菌株增多，治疗常常很困难。在彻底病灶刮除及充分引流前提下，恰当应用抗生素可以提高疗效；肌皮瓣技术、骨移植等方法是消灭无效腔、修复病灶周围软组织的重要手术措施。随着医学科技的发展，治疗方法也逐渐增多，但许多新方法仍然处于探索阶段，其临床效能还需进一步验证。

（韩　壮）

029 先天性髋关节发育不良

病例介绍

（一）临床表现

患者，女，48 岁。

主诉：左侧髋部疼痛伴活动受限 7 年，加重 1 年。

现病史：患者于 7 年前无明显诱因出现左侧髋关节疼痛，行走或活动过度后疼痛加重，休息后可缓解。曾于当地医院就诊，骨盆正位 X 线提示：双侧先天性髋关节发育不良，给予口服药物等保守治疗。近 1 年来，患者左髋疼痛加重无法缓解，遂来我院就诊，我院门诊以"双侧髋臼发育不良、左侧髋关节脱位"收治入院，拟行手术治疗。

专科查体：跛行步态，左髋关节周围皮温、色泽正常，未见明显红肿、破溃感染。髋关节压痛阴性，叩击痛阳性，左侧腹股沟区中点深压痛阳性，"4"字征阳性，髋关节前屈90°，后伸0°，外展20°，内收5°，左下肢短缩畸形约2cm，各足趾活动可，双下肢感觉肌力正常。左侧足背动脉搏动减弱。

（二）影像学检查

X线及CT检查示：双侧髋臼窝变浅，双侧髋关节半脱位，左髋骨性关节炎，左侧股骨头坏死（图29.1、图29.2）。

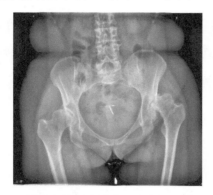

注：双侧髋臼浅，半脱位，左侧股骨头坏死。

图29.1 髋关节正位X线片

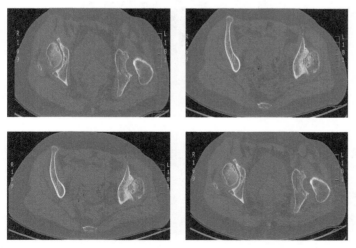

注：双侧髋臼窝变浅，双侧股骨头较小，可见多发局限性囊性变，左髋骨性关节炎，左股骨头坏死。

图29.2 髋关节CT

（三）诊断

双侧发育性髋关节发育不良（Crowe Ⅱ型），双侧髋关节半脱位，左侧股骨头坏死，左侧髋关节骨性关节炎。

（四）治疗概要

患者入院后完善相关检查，无手术禁忌证，择期在全麻下行左侧人工全髋关节置换术。经后外侧入路，显露关节囊，将髋臼周围剩余的关节囊切除，使股骨头复位至真臼，必要时显露坐骨神经并加以保护。由前向后打磨髋臼，保证髋臼内壁和前壁的完整性。用一枚螺钉固定增加髋臼杯稳定性。术后复查示假体位置良好（图29.3），患者恢复良好，扶助行器下地功能锻炼，无明显不适，术后第3天出院。

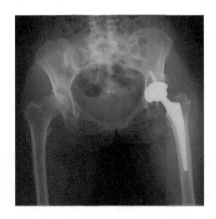

图 29.3　术后 X 线片示假体位置良好

（五）术后随访

术后随访1年，患者可自主行走，未出现假体松动等其他并发症。

病例分析

先天性髋关节发育不良（developmental dysplasisa of the hip，DDH），是临床比较常见的髋关节疾病，发病率为 0.4% ~ 1.0%。

由于髋臼对股骨头包容性较差，故经常导致髋关节继发骨关节炎。青少年早期髋关节发育不良多无临床症状，或仅有轻度不适感。多在 20～40 岁症状逐渐加重，表现为形式各异、程度不等的疼痛，疼痛多位于腹股沟内侧，以旋转活动时明显。需要与股骨头缺血性坏死、髋关节近关节骨囊肿、外伤后继发性髋关节炎、股骨头骨骺滑脱后激发关节炎、关节盂唇损伤、关节内滑膜增生性病变等鉴别。由于髋臼及股骨头形态发生明显改变，其手术难度较一般髋骨性关节炎明显增大。根据 Crowe 分型，可分为Ⅰ型（股骨头脱位＜50%）、Ⅱ型（股骨头脱位 50%～75%）、Ⅲ型（股骨头脱位 75%～100%）、Ⅳ型（股骨头脱位＞100%）。对于髋关节功能较差的 DDH，首选全髋关节置换术（total hip arthroplasty，THA）。DDH 行全髋关节置换术的适应证是：患者出现疼痛且有明显的功能障碍，并且 X 线片显示髋关节有明显的退行性改变。

术中注意要如下。

1. 髋臼侧解剖异常：①真、假髋臼；②真臼浅、小，充填纤维脂肪组织，矢径小于前后径；③倾角异常；④臼前壁外上方骨缺损，髋臼壁薄；⑤骨质疏松明显等。

2. 股骨侧解剖异常：①股骨颈缩短、外翻；②股骨颈前倾度增加，甚至可大于 90°；③大转子后旋；④髓腔细小或畸形，左右径小于前后径等。

3. 髋关节周围组织改变：①关节囊拉长、增高，可与外展肌粘连；②外展肌横向走行、功能不良；③髂腰肌肥厚；④腘绳肌、内收肌、股直肌短缩；⑤下肢短缩 0.5～6cm。本例为 Crowe Ⅱ型，采用双阻滞麻醉，采用后外侧入路，于股骨颈上方 1.5cm 处截除股骨颈，取出股骨头，切除髋臼周围剩余关节囊，打磨髋臼，髋臼侧采用非骨水泥型假体，尽量于真臼处重建髋臼，安放臼杯，打入一枚螺钉予以固定，若髋臼杯骨包容较差（低于70%），可行自体股骨头结构性植骨。患者股骨侧选用非骨水泥型9号股骨柄假体，安装（28+1）mm股骨头假体，术中屈髋关节超过90°，后伸10°，外旋20°，人工全髋关节无脱位，患肢缩短明显纠正，髋臼旋转中心恢复正常，复查髋关节假体植入满意。

术后康复及并发症预防：患者术后第2天下地功能锻炼，服用利伐沙班预防下肢深静脉血栓形成，术中及术后均未出现神经及血管损伤，术后第3天出院。随访1年未出现假体松动，切口Ⅰ类愈合。

病例点评

对于DDH患者，除了普通初次全髋关节置换术的常规术前准备外，必要时需要加拍3D-CT成像，以此来明确髋臼的大小和深度、骨质的状况、股骨和股骨颈的前倾、髓腔的宽度、股骨头颈的大小来指导手术，帮助选择假体。对于一些双下肢不等长的DDH患者，双下肢全长片有必要拍摄，测量双下肢的长度，以此来评估双下肢的不等长除了髋关节的因素外，是否还存在髋关节之外的因素，如骨盆倾斜等，准确计算双下肢的实际短缩程度，为术中延长肢体的长度提供参考。

DDH髋臼处理原则：①追求髋臼的真臼重建，恢复髋关节正常解剖关系，使旋转中心正常或接近正常；②维持骨性髋臼结构的完整；③为人工髋臼提供足够的骨性覆盖；④为人工髋臼提供坚强的固定。此患者在术中处理髋臼时，选择在真臼处进行重建，减少了患侧肢体的短缩及恢复正常的偏心距，能够减少假体的磨损，延长假体寿命，提高外展功能。

　　DDH 股骨近端的处理：一般 Crowe Ⅰ 型、Ⅱ 型的股骨近端发育接近正常，术中处理股骨近端可依据普通全髋关节置换术的股骨近端处理方式进行，但 Crowe Ⅲ 型以上的 DDH，股骨近端的发育不全，可造成股骨髓腔狭窄，近端股骨旋转且近端 1/3 前屈弧度增加，导致股骨柄假体安装出现困难，可采取粗隆下截骨术、组配式假体等方式进行处理。此患者为 Crowe Ⅱ 型 DDH，在处理股骨近端时采用普通全髋关节置换术股骨近端的方式进行处理，通过钛缆环扎加固股骨近端提高假体稳定性。

　　DDH 是一种常见病，手术过程和手术技术与普通全髋关节置换术相似，但对于 Crowe Ⅲ 型以上的 DDH，手术难度加大，对术者的手术技术也提出了更高的要求；术后并发症的发生率更高，需要医生对 DDH 有更清晰的认识。

（郭　磊）

030 股骨头无菌性坏死

病例介绍

（一）临床表现

患者，女，59岁。

主诉： 左髋部疼痛伴活动受限10个月，加重3天。

现病史： 患者于3年前因右足背部湿疹自行口服地塞米松治疗1年（具体剂量不详），10个月前出现左髋部间歇性疼痛伴活动受限，爬坡、行走时疼痛加重，休息时疼痛缓解，无晨起僵硬；曾于当地骨科医院就诊，行骨盆正位X线：左、右侧股骨头坏死。予以壮骨、镇痛等药物治疗，未见好转。为求进一步治疗来我院门诊就诊。

笔记

专科查体：左下肢无明显短缩，左髋部周围无肿胀，皮温皮色正常，触痛阳性，左侧髋关节"4"字征试验阳性，左髋关节屈曲约60°，后伸约10°，外展约30°，内收约20°，外旋约40°，内旋约30°；右髋关节屈曲约90°，后伸约10°，外展约45°，内收约20°，外旋约40°，内旋约30°；双足各趾感觉、活动良好，足背动脉可触及。术前 Harris 评分为56分。

（二）辅助检查

骨盆正位 X 线及 CT：双侧股骨头坏死，左侧塌陷变形（图30.1、图30.2）。髋关节 MRI：双侧股骨头缺血性坏死，左侧为著，左髋关节骨性关节炎，双髋关节积液。

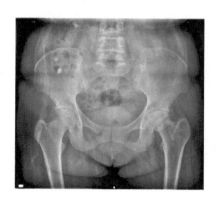

图30.1   骨盆正位 X 线片示双侧股骨头坏死

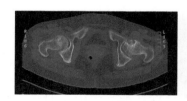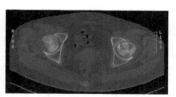

图30.2   双髋关节 CT 平扫示双侧股骨头坏死
（左侧 Ficat Ⅲ 期，右侧 Ficat Ⅱ 期）

（三）诊断

双侧股骨头无菌性坏死（左侧 Ficat Ⅲ 期，右侧 Ficat Ⅱ 期）。

笔记

（四）治疗概要

患者入院后完善相关检查，排除手术禁忌证，在双阻滞麻醉下行左侧人工全髋关节置换术。术中采用后外侧入路，配合患肢内收内旋位暴露术野，术中要密切注意坐骨神经解剖位置及走行，细致操作，避免坐骨神经损伤。选择合适的人工假体植入髋臼及股骨部分，评估人工髋关节稳定性。术后复查骨盆正位 X 线片显示：假体位置、角度良好（图 30.3）。术后早期开始下肢肌肉锻炼，手扶助行器下地行走等功能练习。

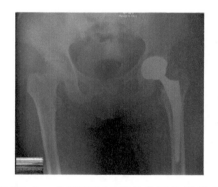

图 30.3　术后复查双髋关节正位 X 线片

（五）术后随访

术后 6 个月疼痛明显缓解，可正常行走，Harris 评分达 89 分。

病例分析

股骨头坏死，又称为股骨头无菌性坏死，多由于股骨头自身病变、外伤、激素等病因破坏了关节面邻近组织所需的血液循环供应，进而引发股骨头无菌性坏死，导致股骨头结构改变，出现股骨头塌陷变形，关节出现炎症、功能障碍。本病例为患者服用糖皮质激素，促使股骨头血供减少，从而导致股骨头坏死，符合上述发病

笔记

机制。

股骨头坏死的临床表现为髋关节、大腿近侧，甚至膝部疼痛，髋部旋转活动受限，或有痛性和短缩性跛行。其临床表现以病理演变作为基础，症状出现的时间和发作的程度不尽相同。拍摄 X 线、3D-CT 或 MRI 可以诊断，并能确定股骨头坏死的分期。分期用于指导制定治疗方案，判断预后，评估疗效。本病例临床体征明确，影像学检查证实为双侧股骨头缺血性坏死。

股骨头坏死的 Ficat 分期如下。0 期：无临床症状，X 线正常，即为临床前期及影像学前期。Ⅰ 期：最早开始出现髋关节疼痛表现，X 线正常。Ⅱ 期：股骨头出现 X 线改变，骨坏死周围出现硬化带或因脱钙致坏死区域小囊肿形成。Ⅱ ~ Ⅲ 期移行期：软骨下骨折，新月征形成，股骨头部分塌陷、变扁。Ⅲ 期：该期以 X 线片中出现特殊性死骨为特征，由于关节边缘下方骨板不断发生断裂，从而使得死骨变得更加明显，随后股骨头骨坏死区塌陷，但关节间隙正常。Ⅳ 期：股骨头坏死终末期，该期以关节软骨进行性丢失及髋臼骨赘形成为特征，其 X 线表现为髋关节骨关节炎及股骨头畸形。本病例左侧为 Ficat Ⅲ 期股骨头坏死，通常该期一般采取关节置换治疗；右侧为 Ficat Ⅲ 期，该期可采取保守治疗、髓芯减压等治疗方法。

全髋关节置换术的适应证包括：年龄 >50 岁；髋臼破坏重或有明显退变；股骨头无菌性坏死并严重变形、塌陷和继发髋关节骨性关节炎。优点：早期恢复髋关节功能，减少因长期卧床引起的压疮、肺炎等并发症，提高生活质量。缺点：存在假体松动、磨损等问题。保守治疗、髓芯减压治疗适应证包括：股骨头尚未塌陷、关节面功能大体正常的股骨头坏死。

本病例患者左侧股骨头无菌性坏死（Ficat Ⅲ 期），影像学提示

笔记

左侧股骨头缺血性坏死、左髋关节骨性关节炎，手术指征明确，排除手术禁忌证后在双阻滞麻醉下行全髋关节置换术。术中采取后外侧入路，配合患肢内收内旋位暴露术野，术中要密切注意坐骨神经解剖位置及走行，避免损伤坐骨神经造成相关并发症。选择合适的人工假体置入，评估人工髋关节稳定性。术后早日进行功能锻炼，口服抗凝药物（如利伐沙班），预防下肢静脉血栓形成所引起的肺栓塞等严重并发症。

🏥 病例点评

股骨头坏死主要是因股骨头血供中断或受损，引起骨细胞和骨髓成分死亡及随后的修复，继而导致股骨头结构改变，股骨头塌陷，引起患者关节疼痛、关节功能障碍的疾病，是骨科领域常见的难治性疾病。

股骨头坏死的 Ficat 分期是一个很经典的系统，但也存在一些缺点，如各个阶段的描述较为模糊和重叠，并且不能够定量病变的大小。而 Steinberg 系统将磁共振成像结果纳入并分为 7 个阶段，首次将病变测量的大小作为分期依据。近年提出的 ARCO 系统基于 Steinberg 分期进行多次修改，利用 X 线、CT、MRI 多种成像方式来进一步评估骨坏死的严重程度。这些系统能更好地指导制定治疗方案，判断预后，评估疗效。本病例影像可见左侧股骨头新月征，占股骨头的 15%～30%，为 ARCO ⅢB 型，更适合做全髋关节置换术。

全髋关节置换术是目前治疗终末期股骨头坏死的首选术式，用人工髋关节重建关节运动功能。术前可通过 X 线及 CT 测量骨盆倾斜度、肢体长度、髋臼及股骨头最大直径、股骨干髓腔最小直径、股骨偏心距等来规划手术和预估术中假体型号，术中严格把控前倾角、髋臼外展角和股骨偏心距等，使髋臼假体与股骨假体高度匹配，可使人工关节更为稳定，髋关节活动度更大，假体磨损度更小。在选择不同类型假体植入方案时需考虑患者的骨质情况，对于骨质疏松的患者可进一步完善骨密度检查，明确骨质情况。生物型假体适合骨质好、活动度高和年龄相对小的患者，所以，本例患者选择了生物型假体。在临床实践中，术前检查只是一个参考，需根据临床体征、临床经验及术中情况进行综合判断，合理治疗。

（黄　涛）

031
膝关节骨性关节炎

病例介绍

（一）临床表现

患者，女，64岁。

主诉： 右膝疼痛伴活动受限半年，加重近半个月。

现病史： 患者右膝关节疼痛伴活动受限半年，口服镇痛药物症状可缓解。近半个月来患者自觉右膝症状明显加重，口服镇痛药物疗效欠佳，遂来我院就诊。

专科查体： 右侧膝关节周围皮肤皮温、皮色正常，无瘀斑破溃，有外翻畸形；右侧膝关节周围轻微肿胀，膝关节间隙压痛阴性。右膝关节屈曲110°，伸直0°。双下肢感觉肌力正常，双侧各足趾主动活动可，双侧足背动脉可触及。

（二）影像学检查

双下肢全长 X 线：右膝外翻畸形达 21.9°（图 31.1）。右膝关节正侧位 X 线：右膝外侧胫骨平台塌陷（图 31.2）。

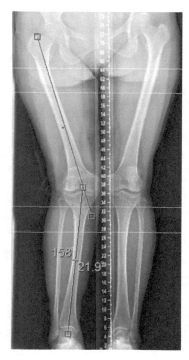

图 31.1　双下肢全长 X 线片

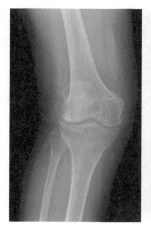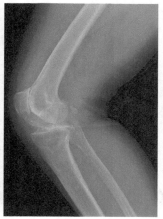

图 31.2　右膝关节正侧位 X 线片

（三）诊断

右膝关节骨性关节炎合并外翻畸形。

（四）治疗概要

患者入院后完善相关检查，无手术禁忌证，经前内侧入路为患者行右侧人工全膝关节表面置换术（高屈曲旋转平台），术中可见关节软骨破坏严重（图31.3），松解膝关节外侧软组织，制动于一定角度下，逐渐伸膝以保证缓慢牵拉腓总神经。术后复查右膝关节正侧位 X 线片显示：右膝外翻畸形纠正，右下肢力线恢复正常（图31.4）。术后第二天患膝屈曲可达90°，伸直可达0°，患者可在家属保护下扶助行器下地行走、功能锻炼。术后 5 天，患者痊愈出院。

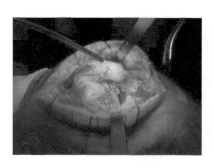

图31.3　术中可见股骨内外髁关节面软骨破坏，软骨下骨裸露、硬化

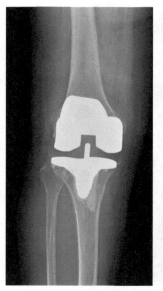
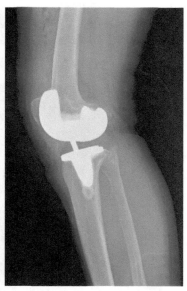

图31.4　术后 X 线片示右膝外翻畸形纠正，假体位置良好

（五）术后随访

患者术后 2 个月患膝屈曲可达 100°，伸直可达 0°，下肢力线纠正，可自主行走，术后状态恢复良好。

病例分析

骨性关节炎（OA），又称退行性关节病、骨关节病、肥大性或增生性关节炎，是一种多因素相关的、发生在多关节部位的、以关节软骨变性和丢失、关节边缘和软骨下骨骨质再生为主要病理特征的慢性关节炎疾病。骨性关节炎的病因尚不明确，以中老年患者居多，女性多于男性。其发生与年龄、肥胖、雌激素缺乏、炎症、创伤及遗传因素等有关。骨性关节炎好发于负重大、活动多的关节。经常受侵犯的关节依次为膝关节（41%）、手关节（30%）、髋关节（19%）及其他关节（10%）。诊断：①近 1 个月内大多数时间有膝关节疼痛；②活动时有摩擦音；③晨僵 <30 分钟；④年龄≥40岁；⑤X 线示膝关节边缘骨赘；⑥关节液实验室检查白细胞增多。满足①+②条或①+③+⑤+⑥条，或①+④+⑤+⑥条者，可诊断为膝关节骨性关节炎。临床上膝关节骨性关节炎需要和类风湿性关节炎、痛风性关节炎、强直性脊柱炎和化脓性关节炎相鉴别。严重的膝关节骨性关节炎患者常伴有下肢的内翻或外翻畸形，严重影响关节功能，给生活带来极大不便。手术适应证是膝关节严重疼痛，保守治疗无效，以及膝关节功能障碍。该病例此患者膝关节疼痛半年，保守治疗无效，外翻畸形 21.9°，外侧胫骨平台磨损重，伴明显的功能受限，影响患者的日常工作生活，可行手术治疗。对于膝关节骨性关节炎合并胫骨骨缺损的患者来说，全膝关节置换术（TKA）无疑是最为有效的外科治疗方式。但严重的胫骨平台骨缺

笔记

损会使安装的胫骨假体支撑不足，从而导致假体松动等术后并发症，因此，术中如何有效修复骨缺损、重建膝关节的稳定性是 TKA 能否成功的关键所在。本例患者术中采用高屈曲旋转平台，选取恰当截骨平面，填充骨水泥以弥补胫骨缺损，减少假体的松动及下沉。手术成功纠正了患者下肢力线，使胫骨平台内外侧受力均匀，防止膝关节再次出现内外翻。术中采取双阻滞麻醉，并在椎管内留置镇痛泵，可以有效减轻患者的术后疼痛，有利于患者及早进行术后的屈伸功能锻炼，从而减少术后人工膝关节装置的粘连。

🏥 病例点评

对于膝关节骨性关节炎合并内外翻畸形的患者来说，修复胫骨平台骨缺损、纠正下肢力线是 TKA 的关键所在。术中视具体情况，可采用骨水泥填充、螺钉加压，以及使用带加压袖套或垫块的组合式胫骨平台假体等来修复胫骨骨缺损，从而恢复下肢力线，减少假体松动等不良术后并发症。并且对于膝关节外翻角度大的患者，因为软组织挛缩，故纠正下肢力线时，要注意保护腓总神经，避免造成损伤，术后要严密观察患肢的感觉运动功能是否良好。此患者术中纠正下肢力线后，术后恢复良好，未出现小腿外侧及足背皮肤感觉减退或缺失、踝关节不能背伸等腓总神经损伤表现。

患者接受 TKA 术后一定要鼓励其尽早下地进行屈伸功能锻炼，以减少膝关节粘连和下肢深静脉血栓形成等不良并发症。但早期屈伸锻炼不宜太过频繁，因为过大程度的膝关节屈伸可能加重膝关节周围渗出水肿，反而影响后续锻炼。早期的功能锻炼以每日 3 次、每次各伸直屈曲 15 秒为宜，锻炼前后可局部冰敷，从而减少膝关节疼痛与水肿。

　　TKA 术后患者需要临床医生密切随访，以确保一定时期内患者的下肢力线未发生改变。同时要注意观察患者人工膝关节的活动角度，一般需达到伸直0°、屈曲100°方可满足其日常生活需求，若术后两个月内活动角度仍不理想，需帮助其在麻醉下做膝关节屈伸装置的粘连松解。

（郭　磊）

032 膝关节外翻畸形

病例介绍

（一）临床表现

患者，女，43岁。

主诉：双膝外翻畸形30年，疼痛、跛行5年。

现病史：患者10余岁时发现下肢外翻畸形，随生长发育外翻畸形逐渐加重，5年前逐渐出现双膝外侧间隙疼痛，近一年疼痛明显逐渐影响活动。

专科查体：双膝重度外翻畸形，步态缓慢，膝关节内外翻应力试验阴性，前后抽屉试验阴性，关节外侧间隙轻压痛，髌骨研磨实验阳性。双膝屈伸活动良好，0°～130°，双下肢活动感觉正常，足背动脉搏动可触及，末梢血运良好。

（二）影像学检查

双下肢站立位全长 X 线：右膝外翻 30°，左膝外翻 25°（图 32.1）。下肢 3D 打印图像帮助术前精确制定手术方案（截骨位置，钢板选择）（图 32.2）。

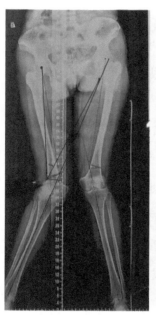
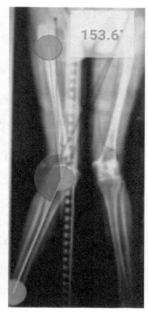
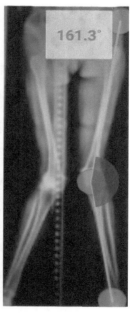

图 32.1　术前检查双下肢站立位全长 X 线，测量下肢外翻角度

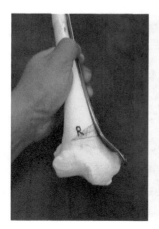
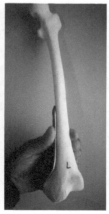
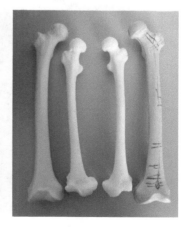

图 32.2　术前 3D 打印技术，精准设计手术方案

（三）诊断

双膝关节外翻畸形。

（四）治疗概要

患者入院后完善术前检查，无手术禁忌证，在全麻下行双侧外翻膝股骨远端内侧闭合截骨术。左右侧手术分期进行，先行右侧手术，术后1年行左侧手术同时拆除右侧钢板。术中采用膝关节前内侧入路，逐层切开，暴露股骨内上髁，松解股骨后方，以单叉钩保护后方组织，根据术前 Miniaci 法测量所需截骨角度进行闭合截骨，截骨尽量保护外侧股骨皮质折页，如不能完好保留要根据术中情况给予内外侧双钢板固定，截骨过程中膝关节适当屈膝，细致操作，避免腘窝处血管神经损伤（图32.3）。股骨远端锁定钢板，防止其进入关节面，影响关节功能。术后复查双下肢全长 X 线显示：外翻畸形矫正满意，内固定钢板位置良好。术后早期下肢屈伸功能训练，术后2周下地拄拐行走部分负重，逐渐增加负重，术后3~4个月酌情脱拐行走。术后4个月行左侧截骨手术（图32.4、图32.5）。

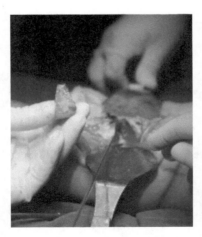
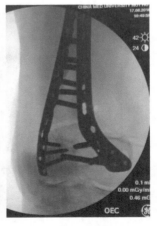

图32.3　术中将楔形截骨块完整取出，钢板内外侧固定

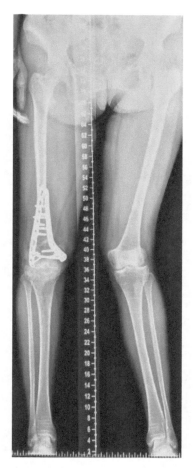

图32.4 右侧术后3个月下肢站立位全长X线片示
骨折已愈合，右下肢力线良好

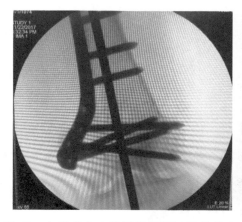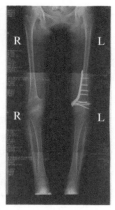

图32.5 左侧术中力线调整后通过膝关节中心，术后左下肢力线良好

（五）术后随访

术后 3 个月膝关节截骨处骨折愈合，膝关节功能恢复正常，复查下肢 X 线片显示骨折愈合、内固定位置良好（图 32.6）。

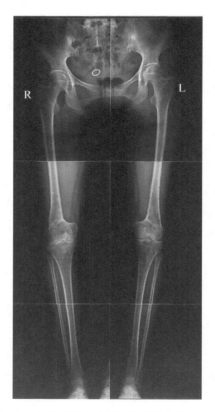

图 32.6 术后复查 X 线片示下肢力线恢复正常

病例分析

膝关节外翻畸形能够导致膝关节外侧间室的压力异常增高，从而导致外侧间室的软骨磨损，外侧间室软骨厚度的丢失反过来会加重膝外翻畸形，而重度膝外翻畸形的患者往往由于各种内在原因或者创伤原因引起股骨外髁发育不良导致。

本例患者年幼时发病，病程长，外翻重，且为双侧，考虑为股骨外髁发育异常所导致，主要临床表现为膝关节外侧间隙疼痛。拍摄下肢全长 X 线显示：股骨远端外侧角（LDFA）为 60°，胫骨近端内侧角（MPTA）为 87°，测量股骨胫骨角（FTA）为（160 ± 5）°，进行力线分析，判断畸形位于关节内还是关节外，关节外的畸形来自于股骨侧还是胫骨侧。本例关节内畸形小于 3°，关节外畸形均位于股骨侧。本病例诊断明确，影像学证实为膝关节外翻畸形，畸形主要位于股骨侧，但由于畸形较重，为更好地进行术前评估，我们在术前进行了 3D 打印股骨模型，以期达到最佳手术效果。

下肢膝关节外翻畸形截骨方法包括股骨远端内侧闭合楔形截骨，股骨远端外侧开放截骨，胫骨近端内侧闭合楔形截骨和胫骨近端外侧开放截骨。本病例实行的是股骨远端内侧闭合楔形截骨，主要通过下肢力线分析，发现关节畸形主要位于关节内，且主要位于股骨侧，同时考虑到患者外翻畸形严重，实施外侧开放截骨势必会增加外侧张力，增加腓总神经牵拉损伤的风险。我们选择内侧闭合楔形截骨优点是不增加肢体长度，减少软组织张力，截骨面直接对合后有利于骨愈合和早期负重，缺点是术中楔形块难以完整切割，对手术器械要求高，外侧皮质强度高，有时难以保留折页。

近年来随着关节外科医疗理念的不断更新，膝关节骨关节疾病的阶段性治疗得到广泛认可，其中保膝手术无疑是最为重要的治疗手段之一。既往骨关节炎早期进行关节镜下清理对于伴有膝关节明显内外翻畸形的患者治疗效果并不理想，而对于严重内外翻畸形的年轻患者进行关节置换存在争议，通过截骨矫形手术能够明显改善患者由于内外翻畸形引起的局部骨关节炎带来的不适症状，推迟甚至避免关节置换。对于明显外翻畸形，且影像学检查病变局限于膝关节外侧间室，症状也局限于外侧，膝关节韧带功能良好，不伴有类风湿、骨质疏松等全身性疾病，都可行 DFO 截骨，采用内侧闭合还是外侧开放应根据患者具体情况决定。

该病例为年轻女性，既往双膝外翻病史 30 余年，外翻畸形严重，通过术前测量确定畸形侧主要在股骨端，手术指征明确，在全麻下行双侧外翻膝股骨远端内侧闭合截骨术。根据术前 Miniaci 法测量所需截骨角度进行闭合截骨，截骨尽量保护外侧股骨皮质折页，如不能完好保留根据术中情况给予内外侧双钢板固定，截骨过程中膝关节适当屈膝，细致操作，避免腘窝处血管神经损伤。股骨远端锁定钢板，防止其进入关节面，影响关节功能。术后早期下肢屈伸功能训练，术后 2 周下地挂拐行走部分负重，逐渐增加负重，术后 3～4 个月酌情完全负重行走。

病例点评

外翻膝在下肢骨关节炎中约占 10%，可见于先天性发育不良，以及佝偻病、外伤、脊髓灰质炎等疾病的后遗症，病变多在股骨下端，造成下肢负重力线向外移，使身体负荷集中于外侧关节面上，关节面长期受到过度压力及摩擦力会造成膝关节外侧软骨磨损，进一步加重膝外翻畸形，形成恶性循环，从而引起膝关节外侧胫股间隙狭窄、外侧间室骨关节炎，对下肢负重行走功能有明显影响。通过膝关节表面置换术可以纠正高龄患者膝关节外翻畸形，但外翻角度大时往往需要应用髁限制型假体如髁限制性膝关节假体（legacy constrained condyar knee，LCCK），外翻膝远期假体生存率远低于内翻膝，因此对于年轻患者不宜轻易采用。

针对下肢外翻畸形，截骨矫形手术是一种良好的治疗选择，截骨矫形手术能够明显改善患者由于内外翻畸形引起的局部骨关节炎带来的不适症状，推迟甚至避免关节置换。虽然这种治疗手段并不新奇，自 20 世纪 60～70 年代就已经开展，但随着骨科材料学的不断进步，出现专门用于截骨矫形的各种钢板，能够更好地与截骨后骨皮质贴合，更轻薄，但具有更高的强度。另外，我们将 3D 打印技术应用于股骨髁截骨术，在术前即能获得精确的截骨角度，最佳截骨位置，能够选择更合适的钢板，从而减少手术时间，保证手术效果。

本例患者为一名双侧严重外翻畸形的年轻患者，如不及时纠正下肢力线，关节置换难以避免。术前通过下肢全长 X 线、膝关节 3D 打印技术对患者下肢力线做充分的评估，确定截骨的角度和闭合截骨合页的位置，术前在 3D 模型上模拟截骨，术中顺利，术后随访恢复良好，患者已恢复劳动。

（王岩峰）

笔记

033 髌骨习惯性脱位伴髌骨骨折

病例介绍

（一）临床表现

患者，女，21 岁。

主诉：左膝关节活动后膝关节脱位伴疼痛 3 小时。

现病史：患者 3 小时前打乒乓球时不慎扭伤左膝关节，伤后左膝关节疼痛、肿胀、活动受限，来我院急诊就诊。患者左膝关节髌骨既往脱位每年 1~2 次。

专科查体：左膝关节明显肿胀，局部压痛阳性，膝关节髌骨外位、膝关节屈伸功能活动受限，下肢末梢血运良好。

（二）影像学检查

左膝关节正侧位 X 线：左膝关节髌骨外位，可见髌骨外侧缘撕

笔记

脱骨折（图33.1）。左膝关节CT三维重建（3D-CT）：左髌骨外缘纵行撕裂并移位，关节面不整（图33.2）。

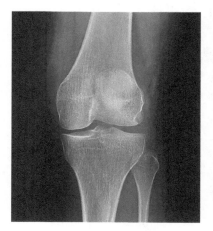 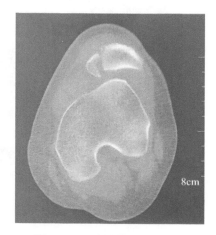

图33.1　左膝关节正位X线片示髌骨内侧缘骨皮质不连续（极易漏诊）

图33.2　膝关节3D-CT示髌骨外位伴髌骨内侧缘骨折

（三）诊断

左侧髌骨习惯性脱位伴髌骨骨折。

（四）治疗概要

患者入院后完善术前检查，无手术禁忌证，在双阻滞麻醉下行骨折切开复位空心钉固定术结合内侧髌股韧带重建术。术中采用膝关节髌骨内侧缘入路，显露骨折后将内侧撕脱的骨块进行完全解剖复位。采用两枚空心钉准确复位，避免空心钉进入关节面或髌骨前缘而影响膝关节功能。在骨折得到坚强固定后，在同侧膝关节鹅足上方斜行切口取自体半腱肌，通过强生加强线绕过空心钉孔道后将自体半腱肌固定于髌骨内侧缘，通过皮下隧道将自体半腱肌固定于股骨隧道图33.3。术后早期膝关节逐渐进行屈伸功能锻炼。

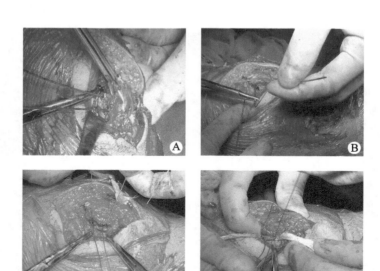

注：A. 采用两枚空心钉解剖复位固定髌骨内侧骨折；B. 通过空心钉内侧缘过线（强生线）髌骨内侧缘清理；C、D. 将重建的髌股韧带采用加强线予以固定（起到类似带线锚钉的作用）。

图 33.3　手术过程

（五）术后随访

术后 3 个月复查膝关节功能恢复正常，膝关节正侧位 X 线、轴状位 X 线显示骨折愈合、内固定位置良好，3D-CT 显示髌骨位置良好。（图 33.4 ~ 图 33.6）。

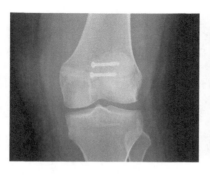
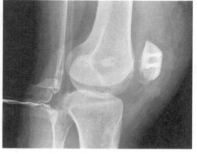

图 33.4　术后 3 个月复查膝关节正侧位 X 线片

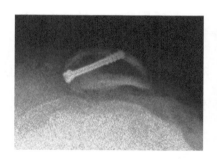
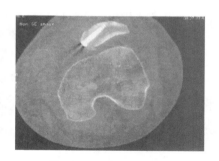

图 33.5　术后轴状位 X 线片　　　　图 33.6　术后 3D-CT

病例分析

膝关节髌骨外脱位是目前临床常见的严重膝关节损伤，病因以运动伤及暴力伤为主。既往认识不足、临床漏诊率高，随着社会的发展、运动损伤的增多，该损伤发病率逐年增加明显。严重的内侧髌股韧带损伤导致髌骨明显不稳定，既往对其重要性认识不足，治疗理念陈旧，修复技术粗糙，因此，传统治疗方案效果较差。本病例为髌骨习惯性脱位合并髌骨内侧缘撕脱性骨折，传统的治疗方法可能并不适合本例患者。

习惯性髌骨脱位的主要临床表现是膝关节功能障碍及局限性肿胀和压痛，尤其快速屈伸运动时最明显。拍摄膝关节轴位 X 线片及3D-CT 可以诊断，并能确定脱位位置。本病例临床体征明确，影像学检查证实为髌骨习惯性脱位合并髌骨骨折。单纯 X 线片往往骨折部位显示不清，容易漏诊，建议进一步行 3D-CT 检查，以明确诊断及伤情。

髌骨脱位按照分型共有 3 型，即初发性脱位、复发性脱位及习惯性脱位。本病例为习惯性脱位合并髌骨骨折。通常治疗该类型损伤较为棘手，可以选择先行髌骨骨折固定后二期重建髌股韧带重建

笔记

215

术、骨折块切除后行髌股韧带重建术、骨折固定及髌股韧带重建术3 种手术方式。

近年来，随着医疗水平提高，对髌骨脱位研究的深入，髌股韧带重建术效果明显。髌股韧带重建术的适应证包括：通常髌骨外推恐惧试验阳性，髌骨外移度增加大于 5mm，髌骨内缘压痛、关节肿胀、Q 角增大（男性 > 15°，女性 > 20°）等。影像学检查：术前行膝关节轴状位 X 线及髌骨 3D-CT。本术式优点：同时治疗髌骨骨折及进行髌股韧带重建术，早期恢复膝关节功能，提高生活质量。

该病例为年轻女性，属于运动损伤，诊断为左髌骨习惯性脱位合并髌骨骨折，影像学检查提示骨折明显移位，髌骨外脱位，手术指征明确，局部消肿后在双阻滞麻醉下行骨折切开复位空心钉内固定术 + 髌股韧带重建术。术中采用膝关节髌骨内侧缘入路，显露骨折后将内侧撕脱的骨块进行完全解剖复位。采用两枚空心钉准确复位，避免空心钉进入关节面或髌骨前缘而影响膝关节功能。在骨折得到坚强固定后，在同侧膝关节鹅足上方斜行切口取自体半腱肌，通过强生加强线绕过空心钉孔道后将自体半腱肌固定于髌骨内侧缘，通过皮下隧道将自体半腱肌固定于股骨隧道。术后早期进行功能锻炼，口服非甾体类消炎药物如塞来昔布片，预防发生疼痛、关节僵硬等并发症。

🏥 病例点评

膝关节习惯性脱位在运动医学中比较常见。然而髌骨习惯性脱位合并髌骨骨折较为少见，其治疗方法也未得到统一的意见。目前治疗单纯髌骨习惯性脱位所采用手术方法主要有以下几种：利用半腱肌移位重建内侧髌股韧带（缺点：肌腱纤细且非解剖重建）；利用直接缝髌骨内侧支持带（缺点：胫骨附着点处难以缝合，膝关节容易僵硬）。本病例可以选择先行髌骨骨折固定后二期重建髌股韧带重建术、骨折块切除后行髌股韧带重建术、骨折固定及髌股韧带重建术 3 种手术方式。

　　对于习惯性髌骨脱位病例，应在术前常规行膝关节 3D-CT，明确损伤类型，有利于指导手术方案的选择，防止遗漏髌骨骨折的可能。

　　本病例术中应将较大的骨折准确复位后采用空心钉将其坚强固定，借用空心钉的钉孔，进行髌股韧带重建术中的髌骨缘固定重建的韧带。一期同时重建骨折及行髌股韧带重建术。实践中，我们认为完善的术前检查需要进行全面检查，根据临床体征、经验常识及术中情况进行综合判断，合理治疗。

（张杭州）

034
人工全髋关节置换术后假体松动

病例介绍

（一）临床表现

患者，女，59 岁。

主诉： 右髋部疼痛伴活动受限 2 年，加重 2 个月。

现病史： 患者于 10 年前诊断先天性髋关节发育不良，在外院行右侧人工全髋关节置换术；2 年前右髋部无明显诱因出现疼痛伴行走受限，休息后略缓解，口服药物镇痛效果不明显；近 2 个月来逐渐加重，于外院行骨盆 X 线检查提示：右侧人工髋关节置换术后假体松动，髋臼骨缺损。患者及其家属来我院诊治，门诊以"右侧人工髋关节置换术后假体松动"收入我科预行手术治疗。

既往史： 10 年前于外院行右侧人工全髋关节置换术，术中输血。

专科查体： 跛行步态，右髋部皮色、皮温正常，未见明显红肿、破溃感染。后外侧可见长约 12cm 手术切口瘢痕愈合，右髋部压痛（ + ），右侧腹股沟区中点深压痛阳性，纵向叩击痛阳性，"4" 字征阳性。右侧髋关节活动度：伸 − 10°，屈 70°，外展 25°，内收 20°，右下肢短缩畸形约 2cm。双下肢肌力、感觉正常，肢体远端感觉血运可，足背动脉可触及。

（二）影像学检查

骨盆正位 X 线：右侧髋臼略高于左侧，右侧髋关节见金属假体影，假体略向后外侧移位。双侧耻骨下肢、双侧髂嵴边缘毛糙。双侧骶髂关节左右对称，边缘骨质增生变尖（图 34.1）。双侧髋关节 CT 平扫：右侧髋臼较左侧抬高，髋臼骨质薄厚不均，密度增高，连续性不佳。右侧近端假体影，置换器略向后外侧移位，边缘低密度影嵴弧形高密度影，左侧髂嵴皮质密度增高。双侧骶髂关节面光滑，关节间隙少量积气（图 34.2）。

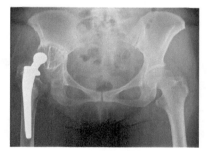

图 34.1　骨盆正位 X 线片

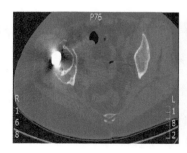
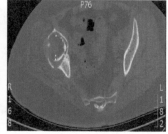

图 34.2　髋关节 CT

笔记

（三）诊断

右侧人工全髋关节置换术后假体松动、髋臼骨缺损。

（四）治疗概要

患者入院后完善术前检查，无手术禁忌证，择期行髋关节翻修手术治疗（图 34.3）。术后患者恢复良好，扶助行器下地功能锻炼，无明显不适，术后第 4 天出院。

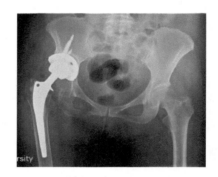

图 34.3 全髋关节翻修术后髋关节 X 线片示假体位置良好

（五）术后随访

术后随访 1 年，患者可自主行走及上下楼，生活可自理，无疼痛等其他不适，未出现松动、感染等其他并发症。

病例分析

我国人工关节置换术经过 40 多年的发展，90% 以上都能使用 10 ~ 15 年，最新的人工髋关节已经可以使用 20 年以上。随着全髋关节置换术（THA）的病例数量不断增加，术后出现各种医源性和非医源性并发症的病例数也在持续上升，造成许多初次 THA 的远期效果不好，也导致目前人工全髋关节翻修术的病例数量也快速增多。髋关节翻修术是指髋关节置换术后出现松动、下沉、磨损等改变，需再次手术进行新的关节置换。

人工全髋关节置换术后翻修的原因有很多，主要为无菌性松动、骨溶解，其次为感染、假体断裂、复发性脱位等。其中，松动中的感染性松动与无菌性松动需要鉴别，因为它关系到治疗方案及预后，两者主要通过病史、症状、影像学表现等综合来判断。感染性松动患者有易患因素及近期感染史等，症状主要表现为休息或肢体负重时均疼痛，急性期局部可有红、肿、热、痛表现或脓肿窦道形成；X线体现在有反应性新骨生成或骨膜反应，骨溶解多发性。此患者的临床表现、影像学检查及化验检查均未提示其有感染，诊断为无菌性松动。髋臼骨缺损的 AAOS 分类：Ⅰ型为髋臼节段性、非包容性骨缺损；Ⅱ型为腔隙性、包容性骨缺损；Ⅲ型为髋臼腔隙性骨缺损同时存在阶段性骨缺损；Ⅳ型为累及髋臼前、后柱的严重骨缺损，髋臼连续性中断；Ⅴ型髋关节融合无法确定真臼。股骨缺损的 Paprosky 分型：Ⅰ型股骨干骺少量缺损，骨干完整，少见；Ⅱ型股骨干骺广泛性缺损，骨干完整；ⅢA 型股骨干骺严重损坏，失去骨性支持，在股骨颊部有至少4cm 完整皮质骨；ⅢB 型股骨干骺严重损坏，失去骨性支持，从末梢到颊部完整皮质骨≤4cm；Ⅳ型广泛性干骺端损害，峡部无骨性支持，髓腔增宽。研究显示，对于假体周围骨溶解后假体松动者应尽早行外科手术治疗，因为在早期手术时手术难度相对较小，手术效果也较好。对于无菌性假体松动，可行髋关节翻修术，而对于感染性假体导致的松动，需行骨水泥假体旷置术后再行髋关节假体翻修术。髋关节翻修的原则：①使肢体等长；②平衡肌群（尤其是外展肌）；③恢复关节稳定性；④恢复假体稳定性。髋关节假体翻修术的并发症主要有感染、关节脱位、双下肢不等长、假体凿穿及骨折。此患者经原手术切口切开，将原置入股骨柄及髋臼假体取出后重新置入假体，术后患者恢

笔记

221

复良好，术后第二天下地功能锻炼，术后随访未出现松动、感染等并发症。

📇 病例点评

随着人们追求更高的生活质量，对于关节置换后关节的功能也有了更高的要求，因此在初次髋关节置换及翻修手术中都应尽可能多地保留骨质，一方面有利于术后假体稳定性，另一方面有利于以后可能再翻修。髋臼翻修要达到的标准：①重建髋关节解剖中心，恢复髋关节正常的生物力学环境；②重建的髋臼位置（前倾角及外展角）良好，能避免术后发生脱位的风险；③成功的髋臼翻修要达到髋臼假体与髋臼骨面紧密接触，假体稳定固定，最大限度地降低假体与骨面间的微动，确保远期假体表面骨长入，同时具有稳定的力学结构，使应力能够分散在假体周围骨。对于髋臼骨缺损的重建修复办法：①打压植骨 + 非骨水泥臼；②打压植骨 + cage 或 ring + 骨水泥；③结构骨植骨 + 骨水泥；④结构骨植骨 + 打压植骨 + cage 或 ring + 骨水泥。股骨柄翻修的目的：恢复髋关节生物力学结构的同时获得假体的轴向和旋转稳定性。股骨骨缺损的修复：①髓内打压植骨；②皮质骨 + 颗粒骨植骨；③皮质骨 + 颗粒骨 + 结构植骨。

人工髋关节翻修术是一种极具挑战性的手术，在临床工作中也是日益增多的手术。临床医生需要对此疾病有正确且充分的认识，在正确诊断的基础上结合自身丰富的临床经验，选择正确的手术方式有利于术后患者恢复，能够尽可能地改善患者的生活质量。临床医生每次手术前应充分认识疾病，做到及时与患者及其家属沟通，了解患者对髋关节的功能要求；做好术前评估，包括患者的全身状态及髋关节的"状态"，排除手术禁忌证。在术前确定假体的类型型号、可疑感染等，提前预估术中可能出现的状况，如假体取出过程中出现骨折、术中所见髋臼缺损程度较术前评估重等，并且找到备用的解决方案，以便手术顺利进行，手术时间的缩短也能减少术后并发症的发生。尽管如此，翻修术中仍有一些问题需要研究并解决，如严重的骨缺损如何处理，如何减少术后感染的发生，如何防止假体周围骨质的吸收。这些问题解决后能够延长假体使用寿命，提高手术的效果及患者满意度。

（郭　磊）

035
膝关节半月板损伤

病例介绍

（一）临床表现

患者，男，40岁。

主诉：左膝关节疼痛4月余。

现病史：4个月前外伤出现左膝关节疼痛，为持续性，活动时加重，休息后减轻，局部肿胀明显，偶有关节绞锁，为行手术治疗入院。

专科查体：左膝关节皮温、皮色正常，左膝关节稍肿胀，左膝关节压痛阴性，左膝关节活动度：0°～150°，麦氏试验阳性，浮髌试验阴性，研磨实验阴性，左下肢感觉及血运未见明显异常，左侧足背动脉搏动良好。

（二）影像学检查

左膝关节 MRI：左膝内侧半月板及前交叉韧带旁低信号改变，考虑为内侧半月板撕裂伴移位；左髁间隆起类骨髓水肿样信号；左膝关节少量积液；腘窝囊肿，左膝关节部分软组织肿胀（图 35.1、图 35.2）。

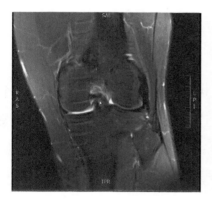 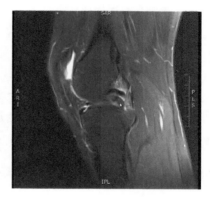

图 35.1　左膝关节 MRI 冠状位示内侧半月板桶柄样撕裂，撕裂的半月板向髁间嵴移位　　　图 35.2　左膝关节 MRI 矢状位示向髁间掀起的内侧半月板与后交叉韧带形成"双后交叉韧带征"

（三）诊断

左膝内侧半月板桶柄样撕裂。

（四）治疗概要

患者入院后完善相关检查，明确诊断，排除手术禁忌证，择期行关节镜下左膝关节内侧半月板部分切除术（图 35.3、图 35.4）。术中采用膝关节前内外侧联合入路，屈膝 90°，术中要密切注意前后交叉韧带走行及止点位置，细致操作，避免损伤前后交叉韧带。术后第 1 天开始拄拐进行下地站立、缓慢行走、左膝关节屈伸等功能练习。术后 9 天患者痊愈出院。

笔记

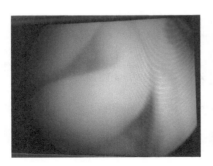

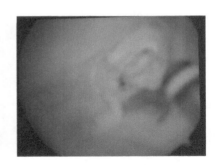

图 35.3 术中关节镜探查示
内侧半月板桶柄样撕裂

图 35.4 术中关节镜下切除
撕裂的半月板

（五）术后随访

术后 3 周患者去拐下地行走，疼痛较术前明显好转，术后 2 个月可上下坡偶有疼痛，术后 3 个月恢复正常活动。术后 3 个月膝关节 VAS 评分术前 7 分，术后 4 分；HSS 评分术前 57.6 分，术后 84.8 分；Lysholm 评分术前 51.9 分，术后 79.3 分。

病例分析

半月板是位于胫骨和股骨髁之间的 C 形纤维软骨，包含70%的 I 型胶原蛋白。半月板能增加膝关节的稳定性，使胫骨表面转变为一个浅槽从而保护软骨组织，承重及传导负荷是半月板最重要的两项生理功能。Goodfellow 认为股胫关节本身是一个完全不吻合曲面，通过关节的应力集中于很小的面积上，极不利于负荷的传导，而半月板的存在可代偿关节面之间的明显不协调，使其成为轻度不吻合曲面。半月板撕裂是指膝关节纤维软骨的突然断裂，是一种常见的运动性损伤，常见于膝关节屈曲时的突然扭转，也可能在无意的活动如蹲坐和行走中发生。本病例为患者滑雪时跌倒，膝关节扭伤，符合上述发病机制。

膝关节半月板损伤的主要临床表现为：膝关节疼痛和肿胀，且承重活动时疼痛加剧，关节绞锁，打软腿。关节线压痛，屈曲膝关节时内外旋出现疼痛或伸膝时膝关节间隙压痛。膝关节磁共振可明确诊断，并能确定损伤类型。根据损伤类型可提供选择治疗方法的依据。本病例临床体征明确，影像学检查证实左膝关节内侧半月板桶柄样撕裂，但应通过 MRI 不同平面仔细分析损伤的程度，包括有无游离体形成，股骨、胫骨软骨面磨损程度等，以确定有无保留的价值。

膝关节半月板损伤修复的临床价值：DeHaven 等人分别从临床和影像学角度对 33 例开放式半月板修复患者进行了远期疗效评价，且每位患者的随访时间均大于 10 年。他们发现在修复成功的 26 例患者中（成功率为 79%），X 线片中出现轻度膝关节退行性改变的患者仅为 15%，且所有患者均有较高的膝关节功能评价；而在修复失败的 7 例患者中（失败率为 21%），有超过 50% 的患者的 X 线片上出现膝关节退变的征象。结果说明成功的半月板修复术可以明显降低继发性骨性关节炎的发生率。此外，他们还证实了半月板损伤时间距离手术修复的时间越长，修复的失败率越高，因此，半月板损伤目前多主张早期手术修复（包括部分切除和缝合），能够有效地预防半月板损伤所引起的一系列膝关节周围并发症状。考虑本病例患者处于壮年，且病程较长，MRI 显示股骨髁面骨软骨损伤，应尽早予以手术修复。

膝关节半月板损伤的 MRI 分级及损伤类型：Ⅰ度，表现为不与半月板关节面相接触的灶性的椭圆形或球状信号；Ⅱ度，表现为水平的、线性的半月板内信号增高，可延伸至半月板关节囊缘，但未达到半月板的关节面缘，Ⅱ度损伤是Ⅰ度损伤的进一步延续；Ⅲ度，表现为半月板内的高信号达到半月板的关节面。

　　膝关节半月板损伤的治疗原则：①如果轻微损伤且半月板稳定，可不予以处理，如半月板周缘全层纵向撕裂＜5mm、半月板周缘部分纵向撕裂＜10mm、移位＜3mm；②红区损伤应尽可能缝合；③白区损伤可行半月板部分切除术（半月板成形术），另外，绝大多数半月板损伤需要做半月板部分切除术，少数位于滑膜边缘型的新鲜损伤可行缝合术；④尽可能地保留健康的、稳定的半月板组织，尽量不要行全切除术；⑤无法缝合的情况下，才行半月板切除术。本病例为半月板桶柄样撕裂，镜下观察损伤位于红白交界区，病程时间较长，决定采用半月板部分切除术治疗。

　　因此，了解半月板损伤的分型对于制定手术治疗方案，判断预后，评估疗效有明确的指导意义。

病例点评

　　膝关节两侧的半月板可分散应力、维持膝关节稳定，是膝关节维持正常活动的重要部位。膝关节在进行各项日常活动时，半月板承受着旋转时的剪式应力、向周围移位的水平拉力，这些压力均可导致半月板发生病损，进而导致膝关节的生物力学功能发生改变，影响膝关节的稳定。膝关节半月板损伤以膝关节局限性疼痛和股四头肌萎缩为主要临床症状，部分患者出现膝关节绞锁现象。其致病原因多由扭转外力引起，当患者一腿承受大的冲击力，而受力小腿固定在外展和半屈曲位时，患者身体及其股部猛然内旋，内侧半月板在股骨髁与胫骨之间受到旋转压力，结果导致半月板撕裂。大多数膝关节半月板损伤患者有明确的膝扭伤史，一旦膝关节半月板再次受到损伤，患者损伤处有剧痛，且膝不能自动伸直，步行时伴有弹响声。膝关节间隙处的压痛是半月板损伤的重要依据。在临床治疗中，若实施半月板切除手术，则可导致正常的移动性发生变化，使得关节磨损程度更严重。因此，半月板损伤选择治疗方案时应充分考虑半月板具有传递负荷、吸收震荡、润滑和稳定关节的生物学功能，尽可能地保全完整解剖结构的半月板，有利于膝关节的稳定，促进膝关节发挥正常的生理功能、预防膝关节发生退行性改变，这也是目前半月板手术治疗时尽最大可能保护半月板的原因，甚至在某些情况下仅进行保守性的修复治疗。

随着关节镜技术的不断提高，关节镜下治疗半月板损伤是目前最佳的手术方式和金标准。在较大程度上改善了半月板损伤患者的治疗效果。目前选择半月板部分切除术治疗半月板损伤最为常见，且术后疼痛、关节绞锁等症状明显缓解，但随着术后运动逐渐加重，由于半月板对应力的缓冲作用减弱，有可能出现关节面磨损加重，诱发膝关节退行性病变的加速。特别是儿童、青年尚处于发育不完全状态，部分缺失或完全缺失必将影响膝关节营养、影响生长等，因此，半月板损伤的最终治疗方案的选择需综合以下三方面因素：①半月板损伤的类型及程度；②患者的年龄、对膝关节功能的需求；③患者患膝关节是否合并有创伤或骨性关节炎等疾病。

（黄　涛）

036
肩袖损伤

📋 病例介绍

（一）临床表现

患者，女，49 岁。

主诉：左肩疼痛伴活动受限两年，加重 3 个月。

现病史：患者于两年前自觉左肩疼痛伴活动受限，近 3 个月来加重，夜间疼痛尤为明显，当地医院诊断为肩周炎，嘱自主活动锻炼，病情并未减轻。

专科查体：肩部疼痛持续性，夜间疼痛尤为明显。肩垂落实验阳性，撞击实验阳性，肩外展疼痛弧（60°～120°），Neer 征阳性，Jobe 试验阳性。

（二）影像学检查

左肩关节 MRI：左肩可见钙化点，水肿信号，左肩冈上肌水肿，不连续（图 36.1、图 36.2）。

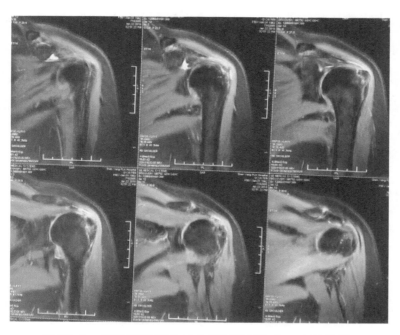

图 36.1　左肩关节 MRI 示左肩可见钙化点，水肿信号，
左肩冈上肌水肿，不连续

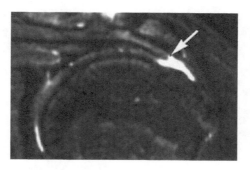

图 36.2　MRI 放大影像可见左肩冈上肌损伤

（三）诊断

左侧肩袖冈上肌损伤，肩峰撞击症。

（四）治疗概要

患者入院后完善术前检查，无手术禁忌证，在全身麻醉下行关节镜下肩袖缝合术。大的肩袖撕裂在关节镜下很容易辨别。镜下可以发现肩袖从其肱骨大结节的止点上撕脱开，局部形成缺损。取肩峰外下角入路，分别建立前上前下外侧等通道，打磨肩峰下缘，清理肩胛盂前缘至显露新鲜骨面，拧入带线锚钉，依次进行内排及外排固定。清理骨赘及炎性滑膜组织，术后关节腔内注射玻璃酸钠液（图 36.3 ~ 图 36.5）。

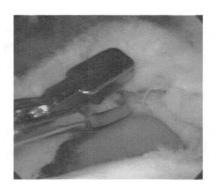

图 36.3 术中软组织的准备

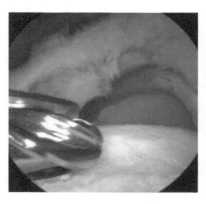

图 36.4 术中骨组织的准备

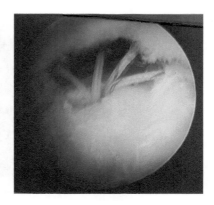

图 36.5 术中锚钉缝合肩袖

笔记

（五）术后随访

术后 3 个月肩关节功能恢复正常，复查肩关节 MRI 提示肩袖固定确切（图 36.6）。

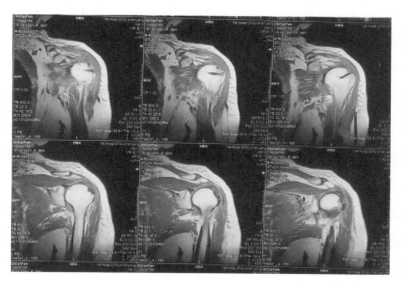

图 36.6　术后 3 个月复查 MRI 示修补后的肩袖结构已愈合

病例分析

肩袖由冈上肌、冈下肌、小圆肌、肩胛下肌的肌腱组成，附着于肱骨大结节和肱骨解剖颈的边缘，其内面与关节囊紧密相连，外面为三角肌下滑囊。其环绕肱骨头的上端，可将肱骨头纳入关节盂内，使关节稳定，协助肩关节外展，且有旋转功能。冈上肌附着于肱骨大结节最上部，经常受肩峰喙肩韧带的磨损，从解剖结构和承受的机械应力来看，该部位为肩袖的薄弱点，当肩关节在外展位做急骤的内收活动时，容易发生破裂，因肢体的重力和肩袖牵拉使裂口愈拉愈大，而且不容易愈合。

肩袖损伤的病因学主要有以下几个方面。①撞击：肩峰按形态将肩峰分为平面型、弯曲型和钩型三个类型。其中，钩型肩峰肩袖损伤的发生率高于前两者。该研究似乎进一步明确了撞击是肩袖损伤的原因。但其他一些研究表明，在不同年龄段的人群中肩峰形态的构成比例是不同的。②局部的应力环境、血供及退变：更多的肩袖部分损伤不是发生在滑囊侧而是发生在关节侧。在肩关节外展的过程中，冈上肌腱的最大张力出现于肌腱前部的关节侧，而冈上肌腱的前部关节侧正是肩袖损伤最常见的首发部位。肩袖的血液供应来自于旋肱前动脉的外侧升支、胸肩峰动脉的肩峰支、肩胛上动脉及旋肱后动脉。在这一区域的关节侧只有散在的血管分布，血液供应显著弱于同一区域的滑囊侧。冈下肌肌腱的近止点区域同样也为血液供应缺乏区。而且随着年龄的增长，肩袖的血液供应有降低的趋势。以上理论都支持劳损和随着年龄增长的退行性变是肩袖损伤的病因之一。③外伤：外伤直接导致的肩袖损伤很少，一般都是在退变的基础上肩袖的强度减低后发生外伤而导致肩袖的断裂。④职业因素：从事上肢过头工作及上肢高强度作业的人群容易发生肩袖损伤。⑤生物力学：完整的肩袖是保证肩关节的良好功能及维持肩关节的稳定性所必需的。其中冈下肌和小圆肌是提供肩关节外旋的肌肉，而肩袖也保证了肱骨头位于肩胛盂的中心，可以避免由于盂肱关节不稳而产生肩关节退变性疾病。因此，手术修补受损的肩袖是有必要的。

该例患者疼痛时间较长，虽无明确外伤史，但三角肌变薄，可见平时运动锻炼不多。既往有抱小孩和时常搬动重物向上抬的生活特点，此种活动也是诱发肩袖损伤的重要原因。该患者肩袖损伤肩关节无力，主要是前屈、外展、外旋或内旋力量弱。查体及影像学资料示，患者肩袖的血液供应有降低的趋势，支持劳损和随着年龄增长的退行性变是导致该患者肩袖损伤的主要原因。

目前肩袖损伤的治疗方法主要有：①休息，在急性疼痛期以肩关节休息为主，疼痛控制良好后再行康复锻炼。②口服药物治疗，非甾体类消炎药（NSAIDs）如塞来昔布、依托考昔等。③局部封闭注射治疗，注射药物如类固醇激素（如曲安奈德）及倍他米松等，局部麻醉药如罗哌卡因、利多卡因等，以及玻璃酸钠注射液。④康复理疗锻炼。

病例点评

肩袖损伤的修补一般有开放修补、关节镜加小切口修补、全关节镜下修补。全关节镜下修补可以获得更好的手术视野，可以从前、后、外侧等各个方向很好地观察病变区域。同时，全关节镜下手术具有良好保护三角肌并避免术中对三角肌进行分离，可以使腱-肌肉单元得到充分松解，可以同时进行肩峰下减压，以及发现并评估盂肱关节内部可能合并存在的肱二头肌长头腱损伤、肩袖的深层撕裂及肩胛下肌的损伤等优势。一般来说，肩袖损伤修补术后都具有良好的缓解疼痛的效果，尤其是年龄越轻、损伤时间越短的患者，肩袖修补术后疼痛缓解及功能恢复情况则越好。即使是肩袖损伤巨大无法进行修补的患者，在行肩袖部分修补术后（包括修补肩胛下肌和冈下肌），也能达到缓解疼痛和稳定肩关节的目的。

该患者既往肩关节疼痛两年，除诊断肩袖损伤外，还应与冻结肩及神经根型颈椎病相鉴别。冻结肩，又称肩周炎，好发于 40 岁以上女性患者。其特征是肩部疼痛和肩关节活动障碍逐渐加重，主动和被动活动均受限。无明确外伤史，无肩袖损伤，体格检查时疼痛弧实验阴性与本例不符，可排除该诊断。

神经根型颈椎病表现为颈肩部疼痛，同时伴有手指麻木、肢冷等异常感觉，患者会出现颈部僵硬不适，但肩关节活动尤其是肩关节外展活动正常与本例也不符。

（韩晓锐）

037 髋关节撞击综合征

病例介绍

（一）临床表现

患者，女，43 岁。

主诉：双侧髋关节间歇性疼痛，运动后加重。

现病史：患者自 10 年前出现双侧髋关节间歇性疼痛，运动后加重。于当地医院就诊，并接受理疗治疗，效果不明显，为求进一步治疗，来我院就诊。

专科查体：腹股沟区触痛，髋关节屈曲内旋时更明显，双下肢"4"字试验阳性，托马斯征阳性，前方撞击试验阳性，后方撞击试验阳性主要结合病人查体表现。术前 X 片及 MRI 显示髋臼撞击。

（二）影像学检查

髋正位 X 线：双侧髋关节钳夹症明显（图 37.1）。髋关节 MRI：双侧髋关节盂唇损伤（图 37.2）。

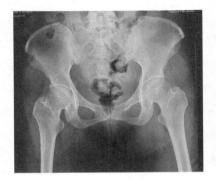

图 37.1　髋正位 X 线片

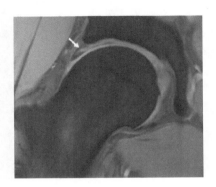

图 37.2　髋关节 MRI

（三）诊断

双侧髋关节撞击综合征。

（四）治疗概要

患者入院后积极完善相关检查，无手术禁忌证，在全身麻醉下行髋关节镜下滑膜清理＋撞击成形。患者麻醉满意后，取仰卧位，常规碘伏消毒术野，铺无菌巾，双侧下肢牵引架牵引，C 形臂透视下插入导针并依次建立前方入路及前外入路进入左髋关节，关节镜下探查见左髋关节滑膜增生，软骨 Ⅰ ～ Ⅱ 度损伤，镜下切开关节囊，暴露盂唇，见左关节盂唇撕裂脱垂，予以镜下撕裂脱垂盂唇清理，保留正常盂唇后，并予以射频皱缩成形，满意后松牵引，清理关节囊，暴露股骨颈，见股骨颈头颈交界处增生并与髋盂撞击，C 形臂下指导成形部位，进行磨钻打磨成形，满意后活动关节无撞击，反复冲洗关节内碎屑。

（五）术后随访

术后患者症状消失，复查 X 线片示效果满意（图 37.3），顺利康复。

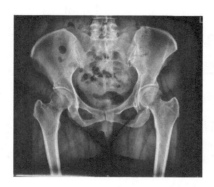

图 37.3　术后髋 X 线片示打磨后髋臼缘平整

病例分析

髋关节撞击综合征，多见于年轻人（20～40 岁），其中女性多见，与股骨头和髋臼的先天发育有关，后天的运动和外伤也可引起病变加重，如体操运动、舞蹈、足球、滑雪，以及经常做蹲起活动的体力劳动者。髋臼形态学改变如发育畸形、髋臼后倾、髋臼内陷等，也可导致撞击。髋臼后倾导致髋臼缘前外侧形成突起，髋关节在屈曲和内旋时遇到障碍，从而导致股骨髋臼撞击。髋臼后倾可由髋臼后壁缺损或者髋臼发育错位而形成的髋臼前壁覆盖过多造成，或两种原因同时存在，但导致撞击发生的往往是前者。研究表明，髋臼过深的人群较髋臼正常人群的股骨髋臼碰撞的发生率显著升高。目前随着髋关节镜技术的发展，使用髋关节镜技术治疗髋关节撞击综合征日益流行。髋关节撞击综合征是一种长期被忽视的疾病，在临床被称为髋关节"沉默的杀手"。目前被认为是中青年髋

笔记

关节疼痛最主要、最常见的疾病。髋关节撞击综合征，也称股骨髋臼撞击综合征（femoroacetabular impingement，FAI），是指由于股骨头和髋臼解剖形态异常，在髋关节运动终末期股骨近端和髋臼边缘发生异常接触或碰撞，进而引起盂唇和髋臼边缘的软骨损伤。是年轻人髋关节疼痛的最常见原因。

FAI 的发病机制目前还没有被充分研究证实。股骨髋臼撞击可能源于股骨和髋臼的一种异常接触状态，这种异常状态缘于股骨近端和（或）髋臼的形态学异常所导致；当然 FAI 也可发生在髋部解剖结构正常或者接近正常但是髋关节发生过度即超生理功能的活动范围的人身上并表现出临床症状。

FAI 是由于髋臼或股骨近端，或两者兼有的形态学异常，而发生在股骨近端和髋臼边缘之间的桥接冲突。这种重复的机械性接触常常发生在运动期间，特别在关节屈曲和内旋时，导致髋臼唇病变，甚至与其毗连的髋臼软骨的损伤。

病例点评

患者多数描述为大腿根部、大胯、臀部等位置的疼痛，通常为深部痛疼和酸胀不适，特别是反复深蹲、久坐站起，以及长距离行走之后明显加重。有的患者无法自如行走，甚至穿鞋袜都出现困难，有的患者开车会受到影响。表现为久坐、久行、蹲起、爬楼或运动后的髋部疼痛，正常人群发病率可能高达 1%~5%。

盂唇是固定在髋臼骨缘上的纤维环，是避免骨与骨直接碰撞的"软垫"，类似"橡胶密封圈"。反复的摩擦和碰撞会造成盂唇软骨损伤，严重时，撕裂的盂唇嵌入关节间隙，造成疼痛和绞锁。盂唇损伤是髋关节撞击综合征引起疼痛的重要原因，也是病变加重的重要表现。

盂唇撕裂很难自我愈合。因为盂唇的血供来自髋臼骨缘，盂唇从髋臼骨缘上撕裂后，血运受到破坏，并且骨和盂唇分离，因此很难愈合。只有通过手术，将盂唇重新缝合，紧密固定到骨缘上，才能促进盂唇的愈合。

盂唇损伤如果得不到及时修复，损伤可能会持续扩大，髋关节缺乏"软垫"的保护，会加快软骨磨损，发生骨关节炎、骨质硬化增生等，严重时甚至需要置换人工股骨头。

髋关节撞击综合征是临床常见病，特别是中青年髋部疼痛的最常见原因。但是因为以前临床医生和患者对该病认识有限，很少有医生能够做出正确的诊断，造成很多患者"第一次听说有这个病"。据统计，FAI 患者从发病到确诊，少的看过三四位医生，多的看过十多位医生，很多人看过腰椎、理疗、疼痛、神经科等医生。

（韩晓锐）

038
膝关节多发韧带损伤

病例介绍

（一）临床表现

患者，女，33 岁。

主诉：左膝交通肇事伤，疼痛伴活动受限 2 天。

现病史：患者于 2 天前不慎被车撞伤左膝，伤后膝关节疼痛、肿胀、活动受限。

专科查体：左膝关节略肿胀，关节间隙轻压痛，膝关节内翻应力试验阳性（＋＋），前、后抽屉试验及 Lachman 试验阳性（＋＋＋），轴移实验阳性（＋＋），主动屈膝不能配合，膝关节被动屈伸 0°～130°（图 38.1）。术前 IKDC 评分 35 分，Lysholm 评分 30 分，

KSS 评分 37 分。

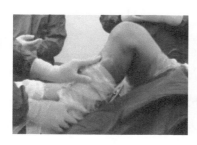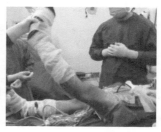

图 38.1　全麻下查体左膝关节前、后抽屉试验阳性，台阶征明显

（二）影像学检查

左膝关节 MRI：皮下软组织肿胀明显，关节腔积液，膝关节前、后交叉韧带及外侧副韧带连续性中断（图 38.2）。

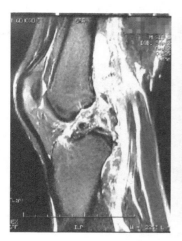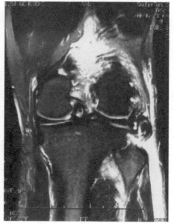

图 38.2　左膝关节 MRI

（三）诊断

左膝关节多发韧带损伤，左膝前交叉韧带断裂，左膝后交叉韧带断裂，左膝外侧副韧带断裂。

（四）治疗概要

患者入院后完善术前检查，无手术禁忌证，在全麻下行关节镜下多发韧带重建术。取膝关节前内侧和前外侧入路探查膝关节腔，诊

笔记

断明确后先在股骨和胫骨分别建立前交叉韧带和后交叉韧带骨道，取胫骨结节内侧长约2.5cm切口取自体半腱肌及股薄肌肌腱，先将人工Lars韧带引入骨道内，并固定股骨端螺钉，再将编制好的自体肌腱引入骨道；拉紧肌腱，先固定后交叉韧带胫骨端螺钉，再固定前交叉韧带胫骨端螺钉。取膝关节外侧自腓骨颈到股骨外侧髁长约7cm纵行切口，制作经腓骨头和股骨骨道，将人工Lars韧带引入骨道后在外翻应力下拉紧，以配套螺钉固定（图38.3、图38.4）。手术过程中应注意避免损伤后方重要血管及神经，行外侧副韧带重建时应注意避免损伤腓总神经。术后复查左膝关节关节正侧位X线及左膝平扫MRI显示：骨道及肌腱位置良好、螺钉固定确切。术后石膏固定4周，后改为绞链式可调支具，逐渐增加屈膝角度和负重，康复期间嘱患者行股四头肌收缩训练及踝泵运动，避免下肢肌肉萎缩和血栓形成。

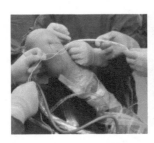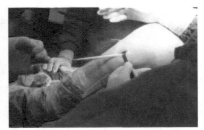

图38.3　Lars人工韧带重建后交叉韧带，测量等长性

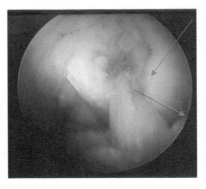

图38.4　Lars人工韧带重建后交叉韧带和外侧副韧带，
自体肌腱重建前交叉韧带

（五）术后随访

术后 3 个月膝关节功能恢复正常，复查左膝关节正侧位 X 线及 MRI 显示骨道及肌腱位置良好、螺钉固定确切（图 38.5）。

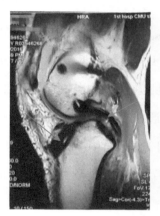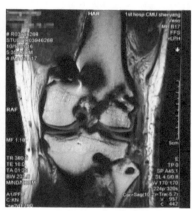

图 38.5　术后 MRI 示骨道位置及韧带走行良好

病例分析

膝关节多发韧带损伤是指前交叉韧带、后交叉韧带及内侧副韧带、外侧副韧带同时损伤两条或两条以上，是一种高能量损伤，常易形成膝关节脱位，不恰当的治疗会遗留残疾。本例患者为车祸导致膝关节遭受直接和间接暴力撞击，应力在前、后、内方向异常传导，膝关节旋转或过伸，导致膝关节前、后交叉韧带及外侧副韧带断裂，符合多发韧带损伤的发病机制。

因多发韧带损伤常伴有膝关节短暂脱位过程，因此创伤大，常伴有骨折和血管神经损伤，治疗难度大，治疗方案争议多。多发韧带损伤的临床表现是膝关节剧烈疼痛、肿胀畸形，尤其是在进行前、后抽屉试验和内外翻应力试验时，患者因无法忍受往往不能配合，通过拍摄膝关节 X 线片及 MRI 可明确诊断，确定受伤韧带的

笔记

245

情况，并能够排除骨折。本病例病史及临床体征明确，影像学检查证实为前后交叉韧带断裂、外侧副韧带断裂，但仍需完善神经学查体及下肢动静脉超声，以排除血管神经损伤。

Schenck 等人将韧带损伤分为四种类型：单一十字韧带损伤（KD Ⅰ）、双十字韧带损伤（KD Ⅱ）、双十字韧带损伤合并内侧或外侧副韧带损伤（KD Ⅲ M 和 KD Ⅲ L）、全部四条韧带损伤（KD Ⅳ）。本例中前、后交叉韧带合并外侧副韧带损伤是最常见的多发韧带损伤类型之一，为 KD Ⅲ L 型。通常重建顺序为后交叉韧带 – 前交叉韧带 – 侧副韧带，韧带重建可选择自体、异体及人工韧带，本例中前交叉韧带选用自体肌腱，后交叉韧带及外侧副韧带选用 Lars 人工韧带。

本例患者为多发韧带损伤，自体肌腱完全不能满足手术需要，而人工韧带，即 Lars 韧带的应用为患者的治疗带来了方便。Lars 人工韧带的主要成分是聚酯纤维（聚对苯二甲酸乙二醇酯），它具有高强度、无毒、无致热源性、无抗原性、无致畸突变，不易变性、不被降解、组织相容性及韧性良好等特点，可作为永久性支架型人工韧带用于韧带重建，因强度及韧性良好，患者往往可以早期恢复功能锻炼，无排异反应，无应力遮挡，手术时间短、出血少，术后恢复快，无需二次手术取出，经长期随访效果良好。适用于多发韧带损伤，尤其是对韧带强度质量要求高的后交叉韧带及侧副韧带，但骨质疏松、糖尿病控制不良、喙突骨折患者慎用、禁用。虽然影像技术的应用使得病情的诊断得到有效保障，但术中先行关节镜下探查仍然是诊断的金标准。本病例术中通过探查明确了受伤韧带的情况，为减少患者创伤，保证手术效果，同时适当减少患者费用，我们采用自体和人工韧带同时使用对前后交叉韧带及外侧副韧带进行一期重建。一期重建的优点是早期恢复膝关节稳定性，加速康复，缺点在于如手术时间把握不当可能加重下肢水肿，甚至诱发骨筋膜室综合征。在进行外侧副韧带重建时我们先行显露腓总神经并用胶皮条标记，从而避免术中不注意损伤腓总神经。术中应保证前交叉韧带及后交叉韧带骨道位点定位的准确，避免重建的韧带与股骨髁间形成撞击，影响膝关节屈伸功能，从而导致重建失效。术后先行石膏固定4周，4周后换可调膝关节支具，逐渐增加屈膝角度和负重，康复期间嘱患者行股四头肌收缩训练及踝泵运动，避免下肢肌肉萎缩和血栓形成。

病例点评

维持膝关节稳定性的韧带主要有4组，包括前交叉韧带、后交叉韧带、后内侧结构复合体（内侧副韧带、腘斜韧带）及后外侧复合体（外侧副韧带、腘肌腱、腘腓韧带），如两组或两组以上韧带出现损伤，即称为多发韧带损伤。

与单发韧带损伤不同，多发韧带损伤重，发病时常伴有膝关节的一过性脱位，治疗不当可导致残疾。随着医疗水平不断进步，与20世纪七八十年代不同，主张多发韧带均应积极进行手术治疗，目前已成为共识。但手术方案的选择仍存在巨大争议，这正是由于多发韧带损伤病情的复杂性。有研究认为前交叉韧带自愈能力差，应积极进行手术重建，而后交叉韧带自愈能力好，可保守治疗；后内侧结构和后外侧结构有主张急性期修复重建，也有主张根据损伤程度酌情给予保守治疗；手术治疗的时机有主张一期重建，也有主张分期重建，虽然有很多研究探讨比较一期或分期修复重建的疗效，但仍未有足够的循证医学证据支持一期还是分期治疗更好。对于前后交叉韧带的手术重建方法，目前双束重建较为流行，其旋转稳定性优于单束重建，但不管单束还是双束重建，保留残存交叉韧带纤维术后效果较好。

　　总之，无论采取哪种手术方案，治疗的预期目的主要是为了建立稳定、恢复功能正常的膝关节，提高患者的生活质量，尽早恢复正常生活。本病例患者在伤后一周进行一期重建，取得了良好的疗效。当然，目前仍未有多发韧带损伤的手术和术后康复治疗指南，仍需进行多中心前瞻性的随机对照研究去评估各种治疗方案。

（王岩峰）

039
桡骨远端骨巨细胞瘤

病例介绍

（一）临床表现

患者，女，23岁。

主诉：左腕部疼痛3个月，活动受限、肿胀1个月。

现病史：患者自述3个月前无明显诱因下出现左腕部疼痛，未予以特殊治疗，给予对症、消肿治疗，1个月前左腕部出现肿胀，并逐渐加重，因疼痛活动受限。到当地医院就诊，拍片检查示：左桡骨远端占位性病变，患者为求进一步治疗，到我院就诊。门诊给予穿刺活检，病理检查示：考虑骨巨细胞瘤，门诊以左桡骨远端骨巨细胞瘤为初步诊断收入院治疗。

专科查体：左前臂桡骨远端背侧桡侧可见肿胀，大小约 5cm ×
4cm。皮温高，皮色正常，压痛阳性。左腕关节活动受限，左手感
觉、血运、肌力正常，桡动脉搏动可触及。

（二）影像学检查

左腕正侧位 X 线：左桡骨远端溶骨性破坏，界限不清。皮质变
薄，局部破坏，可见软组织肿块（图 39.1）。左腕局部病灶 MRI：
提示桡骨远侧骨端明显膨大，其内呈长 T_1、长 T_2 信号，骨皮质不
连续，周边软组织略肿胀（图 39.2）。

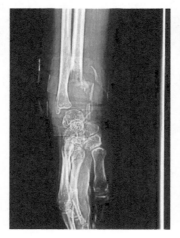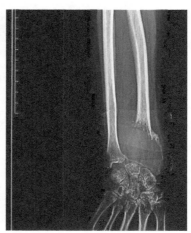

图 39.1　左腕正侧位 X 线片

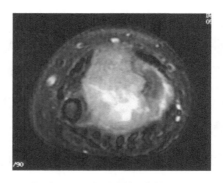

图 39.2　左腕局部病灶 MRI

笔记

（三）诊断

左桡骨远端骨巨细胞瘤（Ⅲ级）。

（四）治疗概要

向患者及其家属交待病情，行左桡骨远端骨巨细胞瘤段截除自体腓骨移植重建术。手术过程顺利，用自体上段腓骨重建桡骨远端，用钢板将桡骨与重建骨牢固固定，拍片见骨端对位对线良好，腕关节位置良好（图39.3）。

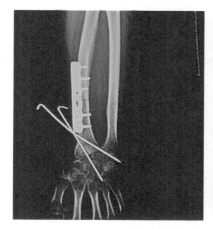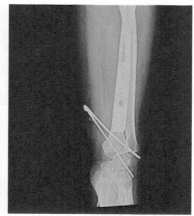

图39.3　术后Ｘ线片示腓骨上段重建桡骨远端

（五）术后随访

术后左前臂及手腕石膏固定，手指屈伸活动，前臂肌肉等长收缩，两周后，患者拆线出院。术后8个月，移植的腓骨临床愈合（图39.4），取下石膏脱，前臂及手功能练习。术后1年3个月，移植的腓骨骨性愈合，取除钢板（图39.5）。术后8年肿瘤未有复发，关节功能好（图39.6）。

笔记

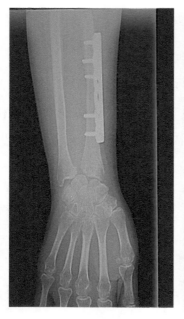
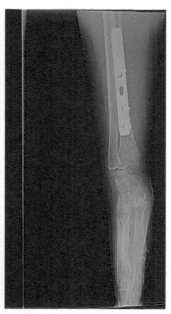

图 39.4　术后 8 个月复查 X 线片

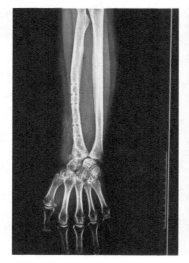
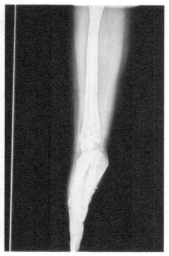

图 39.5　术后 1 年 3 个月复查 X 线片

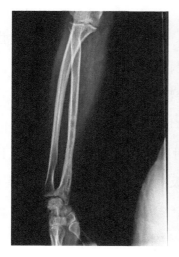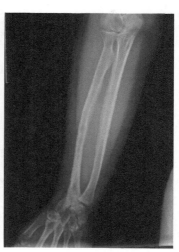

图 39.6　术后 8 年复查 X 线片

🔬 病例分析

　　骨巨细胞瘤（GCT），是一种具有侵袭性且局部复发率很高的原发性骨肿瘤，其生物学行为多种多样，有 1%～2% 患者出现肺转移，而且有 0.5% 的原发恶性可能。多发生于 20～40 岁成人，女性多见。桡骨远端是骨巨细胞瘤的第三好发部位，而发生在桡骨远端的骨巨细胞瘤约占骨巨细胞瘤的 10%。

　　疼痛是患者就诊的主要症状，为酸痛或钝痛，偶有剧痛及夜间痛，多见于病变范围较大者，部分患者有局部肿胀，多为骨膨胀的结果，病变突破骨皮质而侵入软组织时包块更为明显。X 线表现主要是侵及骨骺的溶骨性病灶、偏心性、膨胀性，无反应性新骨生成，皮质变薄，呈肥皂泡样改变。CT 显示其皂泡征无 X 线明显，但 CT 观察病灶内软组织影明显优于 X 线，并可测量其 CT 值，有明显的硬化边倾向于良性骨巨细胞瘤。MRI 在 T_1 加权多为均匀的低信号或中等信号，在 T_2 加权上常信号不均匀，多呈低、等、高

笔记

混杂信号。

Jaffe 将骨巨细胞瘤分为 3 级：Ⅰ级为良性；Ⅱ级具有潜在恶性；Ⅲ级为恶性。临床工作中发现，按组织学分级指导治疗，其临床预后不可靠，该肿瘤的侵袭性生物学行为与其组织学特点并不完全相符。Enneking 按临床、影像学与组织学特征提出了 GCT 的分期系统，而 Campanacci 等人根据放射影像学所表现出的溶骨及骨皮质破坏程度，将 GCT 分为 3 级。Ⅰ级：病灶界限清楚，边缘有硬化，病灶内呈"皂泡样"，骨皮质尚完整，软组织未受侵犯。Ⅱ级：病灶边缘不规则，腔内间隔不规则，软组织受侵犯，边界尚清，无骨膜反应。Ⅲ级：病灶界限模糊，腔内间隔不明显，软组织严重受侵犯。文献报道 GCT 复发与 Campanacci 分级明显相关，放射影像学分级越高，局部组织结构破坏越多，其复发率越高。因此应从肿瘤的范围、生长情况、病理所见及影像学综合评估，判断其预后情况，选择合适的外科治疗方案。

目前手术仍是治疗桡骨远端 GCT 的主要方法，手术的难点在于如何完全清除病灶，减少局部复发和保持良好的关节功能。由于肿瘤发生于骨端，接近关节部位，如果处理的范围不够不仅会导致肿瘤复发，也会严重影响关节功能。对桡骨远端骨巨细胞瘤的手术采用刮除的复发率高，复发率为 40%~60%，效果不甚理想。肿瘤段切除复发率低，复发率 6.3%，但对关节功能影响较大，为挽救关节功能，必须进行重建。

按 GCT 的临床、影像、组织学特征的分期和 Campanacci 按影像学特征的分级系统，Enneking 分期用于指导临床治疗。对于 Campanacci 分级Ⅱ级和Ⅲ级的 GCT 患者应行肿瘤瘤段截除 + 重建的手术方式。

桡骨远端骨巨细胞瘤的肿瘤段切除重建术，根据肿瘤段切除后的重建方式可分为两大类，即关节融合术和关节成形术。腕关节的完全融合适合用于肿瘤累及腕关节关节面的病例，但是完全牺牲了腕关节的运动功能；而关节成形术主要有带血管或不带血管的腓骨移植重建术、髂骨移植重建术、同种异体骨移植、全腕关节置换术等。其治疗目的均是既能彻底切除肿瘤病灶、减少复发或转移，又能最大限度地保留和重建其功能。

使用自体腓骨近端移植重建桡骨远端切除后骨缺损非常普遍。因为腓骨小头的形态与桡骨远端形态相似，无免疫排斥反应，骨不连发生率低，而且重建的腕关节具有良好的外观和功能，患者术后满意率极高。使用此方法最早的是 Seradge，历史文献里只报道了11 例。A. Puri 等对 14 例 Campanacci Ⅲ级的桡骨远端骨巨细胞瘤患者施行肿瘤段截除，同侧腓骨移植重建腕关节，但是术后随访发现，治疗的患者中仍有 25% 的复发率。对于选择带血管的游离腓骨还是不带血管的游离腓骨移植重建，目前仍存在争议。有些学者建议使用带血管蒂的腓骨移植，如 Sun 等报道了 18 例Ⅲ期桡骨远端骨巨细胞瘤患者在切除后接受带血管蒂腓骨头移植取得了较好的临床疗效，主要认为不带血管的腓骨更容易引起延迟愈合与不愈合，愈合的时间长影响了关节的功能锻炼，导致腕关节活动性差等，而带血管的游离腓骨可缩短愈合时间，能够早期进行功能锻炼，减少植骨不愈合及畸形的发生率；但是带血管的腓骨移植切口暴露时间长，增加了感染的概率，手术技术难度高，以及固定腓骨过程中可能损伤血管及发生血管栓塞。长江大学医学院在 69 例尸体标本解剖中发现：滋养动脉起点至腓骨小头的距离为（13.20 ± 2.46）cm。腓骨干尚有丰富的来自肌支的血管和骨膜支的血管。因此，实际所截的腓骨长度要大于我们所需的长度，往往需要切除腓骨小头才能使用。

我们对 11 例患者均采用不带血管的腓骨移植，平均移植骨长度为 6.5cm（5.0～7.0cm），移植骨长度均小于 7.5cm。随访结果显示，本组病例移植骨愈合时间平均 9 个月，均未发生骨不愈合。文献报道中，如果移植骨过长（超过 7.5cm）骨不愈合的发生率可达 80% 以上，所以有人建议使用带血管的腓骨移植有利于移植骨的愈合。如果移植腓骨固定牢固，不带血管的腓骨移植，通过骨的爬行替代作用也能达到很好的骨性愈合。我们通过随访确认术后功能良好。在本组病例的随访中复发 3 例，1 例甚至因为复发后肿瘤性质的升级和肿瘤侵袭范围广泛，而不得不施行前臂截肢手术。术后尺桡关节半脱位，也是常见的并发症。

因此，采用不带血管的腓骨移植重建治疗桡骨远端骨巨细胞瘤的患者术后尽管存在一些并发症及相关问题，但是重建后的腕关节具有良好的外观和功能，患者术后满意。因此，这是桡骨远端骨巨细胞瘤骨缺损重建的有效治疗方法。

病例点评

GCT 的治疗应从生物学行为出发，关键是彻底清除所有肿瘤组织，同时又要兼顾对肢体解剖和功能的重建。手术是治疗骨巨细胞瘤的主要方法。肿瘤刮除植骨术主要适用于临床上仅有轻微疼痛及压痛，Campanacci Ⅰ级和Ⅱ级，无恶性趋势，侵袭范围小或尚未突破骨皮质的原发骨巨细胞瘤，采用单纯刮除植骨术，复发率可达 20%～30%，辅以物理或者化学的手段，以尽可能彻底地清除残存瘤细胞，以期降低复发率。Ⅲ级进展型骨巨细胞瘤、骨质破坏广泛伴有巨大软组织肿块无保留关节的可能性、牺牲关节从而获取对肿瘤的更好控制、可行节段性切除重建术。

对于桡骨远端骨巨细胞瘤 Campanicci Ⅲ 级患者，有巨大软组织肿块，手术范围有限，复发风险大，彻底的无瘤手术是降低疾病复发的关键。切除病变后，由于周围剩余软组织少，腕关节不稳定，可以采用 2 枚克氏针固定，腕关节旋后位，掌背伸 30° 石膏托外固定，预防尺骨半脱位。术后 3 周行功能位石膏托继续固定，掌指功能锻炼。骨临床愈合后拆除石膏，锻炼腕关节屈伸功能及前臂旋转功能，术后骨性愈合后拆除钢板。

（王玉峰）

040

股骨髁部骨巨细胞瘤

病例介绍

（一）临床表现

患者，女，27岁。

主诉： 发现右股骨远端肿瘤1个月。

现病史： 患者约半年前出现右膝关节疼痛，休息后缓解，1个月前，患者于运动后再次出现右膝关节处疼痛加重，拍片提示右股骨远端占位性病变，患者要求手术治疗入院。

专科查体： 右膝关节无明显肿胀，局部压痛阳性，膝关节屈伸活动尚好。

（二）影像学检查

右膝关节正侧位X线：提示右股骨远端外侧髁部可见偏心性囊

笔记

状低密度区，边缘尚清晰，邻近外侧膨胀性改变，皮质变薄（图40.1）。右股骨下段CT：提示右侧股骨远端外侧可见偏心性大片状低密度骨破坏区，可见软组织肿块（图40.2）。骨皮质变薄，边界尚清，骨质破坏深达关节面，邻近骨皮质呈破坏吸收改变，其内密度不均匀。其余骨质形态、信号未见异常，周围软组织无肿胀。

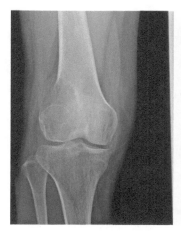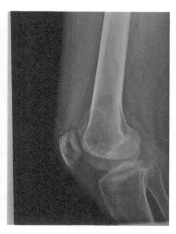

图40.1　右膝关节正侧位X线片示股骨外髁溶骨性
破坏，侵及软骨下骨

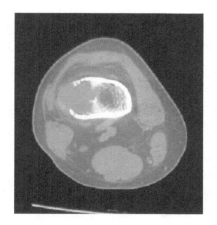

图40.2　右股骨下段CT

（三）诊断

右股骨远端骨巨细胞瘤（Ⅲ级）。

（四）治疗概要

向患者及其家属交代病情，在他们了解并同意后行右股骨远端骨巨细胞瘤外侧髁切除自体髌骨移植重建术。患者手术过程顺利，拍片见肿瘤切除彻底，髌骨位置佳，植骨确实，内固定物可靠（图40.3）。

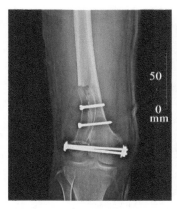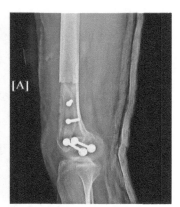

图40.3　术后X线片示髌骨重建外髁关节面，髂骨条支撑髌骨

（五）术后随访

术后支具固定，功能练习，患者恢复良好，两周后，拆线出院。术后随访14年，移植的髌骨愈合良好，未有坏死，关节无疼痛，关节屈40°，功能良好（图40.4）。

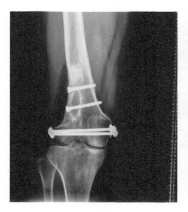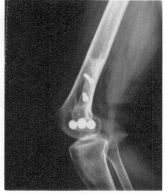

图40.4　术后14年复查X线片示移植的髌骨愈合良好

病例分析

　　骨巨细胞瘤是最常见的骨肿瘤之一，由多核巨细胞、基质细胞组成，其特点为潜在恶性，容易局部复发。发生于股骨远端和胫骨近端的骨巨细胞瘤约占全身各部位骨巨细胞瘤的 50% 以上，占股骨远端的 31% 和胫骨近端的 29%。在世界卫生组织（WHO）骨肿瘤分类中，将 GCT 描述为"一种侵袭性的潜在恶性病变"。

　　由于骨巨细胞瘤本身的特点，以及膝关节部位这一特殊位置，因此，手术方式的选择就显得尤为重要，不仅要考虑将肿瘤彻底切除，还要兼顾膝关节解剖和功能的保持和重建。游离髌骨移植术，是用髌骨关节面代替股骨和骨髁部关节面，由于髌骨关节面与股骨关节面形状相似、和胫骨髁部关节面形状相同，并且有软骨覆盖符合关节的生理功能，因此不仅能将肿瘤彻底切除，复发率也大大降低。经我们对 16 例患者的随访表明，移植的游离髌骨愈合较好，重建后的膝关节功能良好。用髌骨关节面代替股骨和胫骨髁部关节面，不仅减少了骨关节炎的发生，同时在保留十字韧带的情况下切除一侧髁，对关节的稳定性影响也不大。另外，髌骨取材比较方便，固定方法易操作且费用相对低廉。Campanacci 等人报告了 19 例采用游离髌骨移植病例，随访 2～9 年，79% 患者获得 90°或 90°以上的运动范围，Fineschi 和 Schiavone 采用游离髌骨移植方法治疗 9 例骨巨细胞瘤患者，长期随访结果优良，移植骨获得了快速、坚固的骨性愈合，无肿瘤局灶性复发，膝关节功能仅稍差于正常。16 例患者的术后主要并发症为关节活动范围减小，股骨一侧髁切除后减小明显，最小为 40°，主要为股骨一侧髁手术患者、胫骨一侧髁手术患者关节屈伸影响小。髌骨愈合时间未见明显延长，游离髌骨移植获得较好的愈合，并恢复了较好的关节功能。

病例点评

游离髌骨移植重建术是治疗股骨和胫骨一侧髁缺损的有效方法。临床上侵及关节软骨下骨质或软骨的病变，在 Campanacci 分级中，Ⅱ级或Ⅲ级有恶性趋势；侵袭范围小于 1/2 股骨或胫骨关节面，采用股骨和胫骨一侧髁切除游离髌骨移植术。术后患肢支具固定 3～6 个月，早期行股四头肌等长收缩练习及膝关节功能锻炼，术后 6 个月开始拄拐负重练习。

当股骨或胫骨一侧髁无法保留时，通常可采用段截除人工关节置换，但人工关节有使用寿命，并存在感染、松动和下沉等严重并发症。采用自体骨重建骨缺损，就能避免这些问题的发生。当患者的股骨和胫骨一侧髁侵袭范围小于 1/2，可用游离髌骨重建髁部关节面，经随访，膝关节功能良好，最长时间达到 14 年。股骨部位术后膝关节活动范围减小，主要是股骨髁部滑车结构和伸膝装置破坏的结果，而对胫骨髁部手术患者的关节活动范围影响不大。

（王玉峰）

041
骨盆骨纤维异常增殖症

病例介绍

（一）临床表现

患者，女，54 岁。

主诉： 左髋关节疼痛 15 年，加重伴活动受限 1 年。

现病史： 患者于 15 年前活动后出现左髋关节疼痛，休息后略缓解，1 年前疼痛症状加重伴左髋活动受限。

专科查体： 跛行步态，左髋部无肿胀，左侧腹股沟中点压痛阳性，左侧大转子叩击痛阳性，左髋关节活动无明显受限，左髋 "4" 字试验阳性，双侧 Thomas 征阴性，Allis 征阴性，双下肢等粗等长。

（二）影像学检查

骨盆正位 X 线：左侧骨盆髋臼、耻骨上支及髂骨翼可见不规则

263

形状低密度区，呈磨砂玻璃样改变，边界尚清，左髋关节间隙略变窄，股骨头形态及其内骨小梁未见明显异常（图41.1）。骨盆 CT：左侧髋臼、耻骨上支及髂骨翼可见地图样低密度区，边界清楚，骨皮质局部不连续（图41.2）。穿刺活检病理：增生纤维组织，提示可能为骨纤维异常增殖症（图41.3）。

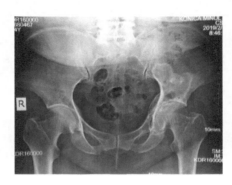

图41.1　骨盆正位 X 线片

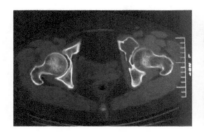 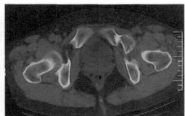

图41.2　骨盆 CT

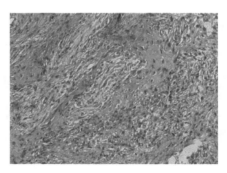

图41.3　穿刺活检病理（HE 染色，200 倍）

（三）诊断

左侧骨盆骨纤维异常增殖症（Ⅰ、Ⅱ区和Ⅲ区）。

（四）治疗概要

患者入院后完善相关检查，无手术禁忌证，拟在全身麻醉下行左侧骨盆骨肿瘤刮除植骨内固定术。术前制备患侧骨盆 3D 打印模型，规划手术入路和骨开窗位置，按模型对骨盆重建钢板进行塑形，制备 3D 打印开窗导板（图 41.4），自髂腹股沟入路显露骨盆内侧壁及髋臼前柱，术中注意保护股外侧皮神经和股神经血管鞘，按计划安放开窗导板，依次开窗并刮除肿瘤组织（图 41.5）。瘤腔内用自体髂骨结构植骨及人工骨颗粒植骨。将预弯的钢板放置在合适位置并固定，术后复查骨盆正位 X 线：肿瘤刮除满意，植骨、内固定位置良好（图 41.6）。术后早期卧床，应用唑来膦酸静脉滴注治疗（每次 4mg，6 个月 1 次），植骨愈合后逐步负重活动。

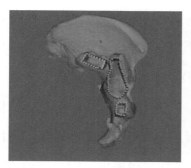
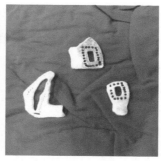

图 41.4　术前 3D 模型规划手术方案及 3D 打印骨开窗导板

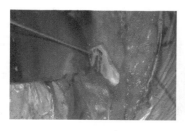
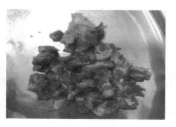

图 41.5　术中安放开窗导板，依次开窗并刮除肿瘤组织

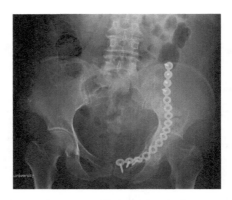

图 41.6　骨盆正位 X 线片

（五）术后随访

术后定期跟踪随访中。

病例分析

骨纤维异常增殖症（fibrous dysplasia，FD），是一种肿瘤样病变，病理改变为正常骨被纤维组织和矿化物取代，全身各部位均可发病。根据疾病的临床表现，FD 分为单骨型和多骨型，病变累及范围亦表现多样，包括局限型和广泛型病灶。FD 的起病隐匿，初期可无临床表现，随着疾病进展可出现疼痛、畸形、病理骨折等。本病例出现左髋疼痛病史较长，近期出现进展，影像学检查提示病灶范围广泛，累及髋臼、髂骨及耻骨上支，影响髋臼区域的稳定性。

本病例的 X 线片提示左侧骨盆磨砂玻璃样低密度区，外形不规则，边界尚清。CT 提示病灶内部为均质性等低密度改变，肿瘤边缘可见微小骨棘及硬化边。该病例应与骨巨细胞瘤和软骨肉瘤相鉴别，前者多发于中青年，好见于肢体骨端，病灶呈膨胀性、皂泡样改变，无明显硬化边；后者好发于中老年人群，病灶边界多不清楚，可见明显钙化灶及软组织肿块形成。综合分析该例患者的病史特点和影像学表现，疾病诊断考虑为 FD，该诊断亦取得了病理学结果的证实。

FD 的治疗主要包括药物和手术刮除治疗。药物治疗的主要目的为抑制破骨细胞活化导致的溶骨性改变，双膦酸盐是目前临床上治疗此类疾病的主要药物，可吸附于骨内的羟基磷灰石，通过抑制破骨细胞功能和促进破骨细胞凋亡来抑制骨破坏。主要药物有帕米磷酸二钠（成人 60ml/d，儿童 1mg/（kg·d），连续静滴 3 天，6 个月 1 次）和唑来膦酸（4mg，静滴，6 个月 1 次），且需同时补充钙和维生素 D。如患者的病灶广泛，合并疼痛、畸形、病理骨折和濒临骨折，应考虑手术刮除病灶并重建骨结构。本病例由于病灶位于骨盆承重区，且范围广泛，因此，首选手术治疗，术中彻底刮除肿瘤组织，应用结构性和颗粒性植骨重建骨盆负重区，并应用可塑形的重建钢板加强骨盆环，术后行双膦酸盐为主的药物治疗以降低复发风险，2 年内每 3 个月随访 1 次，3～4 年每 6 个月随访 1 次，之后每年随访 1 次。

病例点评

发生于骨盆的 FD，如病灶范围广泛，累及髋臼前后柱并持续进展，可引起疼痛和病理性骨折，应手术刮除增生的纤维组织，并重建负重区的骨结构。本病例肿瘤的累及范围广泛，同时影响左侧骨盆Ⅰ、Ⅱ、Ⅲ区的稳定性，符号手术的适应证。由于病灶范围广泛，涉及结构复杂，因此，借助术前骨盆 CT 数据，制备患侧骨盆的 3D 打印模型。该技术具有以下优势：①能够直观地体现病灶的位置和骨破坏的范围，有利于规划手术切口和入路；②术前可按照模型大小和轮廓，选择合适长度的骨盆重建钢板并对其塑形，使钢板更好地与骨盆壁贴服；③计算机辅助设计骨开窗导板，提高术中确定开窗位置的准确性，缩短手术时间。本病例通过术前细致规划，选择左侧髂腹股沟入路，在骨盆内壁和耻骨上支开窗，术中尽可能地保留了骨盆的骨性结构，为生物重建提供了良好的基础，由于应用了 3D 打印模型和导板，大幅度提升了手术操作的准确性和效率，缩短了手术时间，有利于提升治疗效果。另外，由于本病例的病灶广泛，术中难以保证彻底刮除所有肿瘤组织，术后应长期应用双磷酸盐、钙和维生素 D 治疗，以降低疾病复发的风险。

（陈　宇）

笔记

04.2
踝关节创伤性关节炎

病例介绍

（一）临床表现

患者，女，72 岁。

主诉： 外伤后右踝关节行走不适 50 年，加重 6 个月。

现病史： 患者于 50 年前因摔伤致右踝关节骨折，予以保守治疗后疼痛缓解，但出现踝关节长时间行走后不适症状，休息后可缓解，未予以特殊治疗；6 个月前旅游后出现右踝关节疼痛症状，经康复理疗治疗后症状不缓解，影响正常行走。患者病来无发热等其他不适。

专科查体： 右踝关节内、外侧肿胀，皮肤完整无破溃，颜色正常，皮温正常，踝关节前侧压痛阳性，足背动脉搏动正常，踝关节

269

活动明显受限（跖屈34°，背伸 – 5°，内翻5°，外翻7°）（图42.1）。

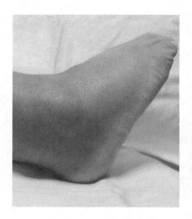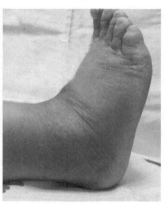

图42.1　术前查体见踝关节肿胀，伴活动受限

（二）影像学检查

右踝关节持重正侧位 X 线：踝关节间隙变窄，失去正常对合关系，下胫腓间隙增宽（图42.2）。右踝关节 CT 三维重建（3D-CT）：踝关节面大面积硬化，局部小囊性密度影，关节局部骨质增生，距骨变扁，形态不规整（图42.3）。右踝关节 MRI：胫骨及距骨信号不均，关节面可见斑片状长 T_2 信号影，关节腔积液征象，周围软组织肿胀（图42.4）。

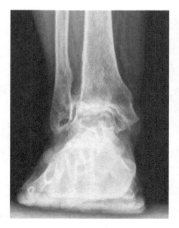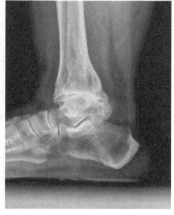

图42.2　右踝关节持重正侧位 X 线片

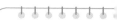

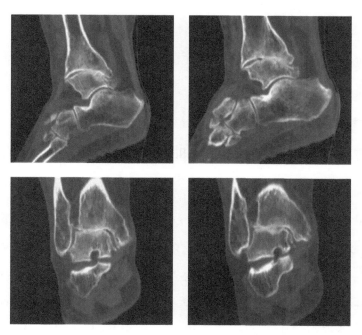

图 42.3　右踝关节 3D-CT

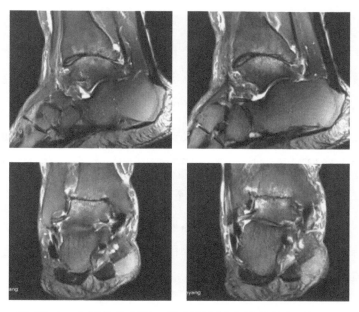

图 42.4　右踝关节 MRI：关节面可见斑片状长 T_2 信号影

（三）血生化检查

血生化检查：C反应蛋白（CRP），3.10mg/L；红细胞沉降率，亦即血沉（ESR），11.21mm/h，提示患者无感染性因素。

（四）诊断

右踝关节创伤性关节炎（Kellgren-Lawrence分级：Ⅳ级）。

（五）治疗概要

患者入院后完善术前检查，无手术禁忌证，在全身麻醉下行Inbone Ⅱ型全踝关节系统置换术，术中采用前正中入路（图42.5），显露胫骨远端、踝关节间隙、内外侧踝，远端到达距舟关节。将脚放在脚部固定器中并对位锁定，于足底部切开皮肤通过啄钻法钻通跟骨至距骨中，即为主参考孔，留置钻头（图42.6）。钻孔过程中注意检查校正对位情况。选择并固定合适尺寸的引导模块，注意保证引导模块的最终定位刚好在踝关节以内，锯片在模块引导下切骨（图42.7），充分取骨，扩大胫骨孔后，测量胫骨托前后位尺寸（图42.8），选择合适的胫骨柄及胫骨托依次安装（图42.9），插入胫骨衬垫试模和距骨穹顶试模，不断调整并去除多余骨质至试模完全匹配，依次安装距骨柄、距骨穹顶和胫骨衬垫，注意确保胫骨衬垫与胫骨托齐平，使用打击器落座衬垫。术中检查前后位及侧位视图，假体位置良好，关节活动正常（图42.10）。术后（图42.11）恢复良好正常出院，8周内石膏固定并保持完全非负重，石膏拆除后积极进行踝关节活动度训练和下肢肌力训练。

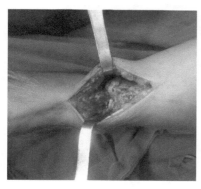

图 42.5　前正中入路显露胫骨
远端、踝关节间隙、内外侧踝

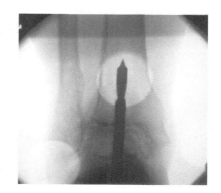

图 42.6　钻主参考孔

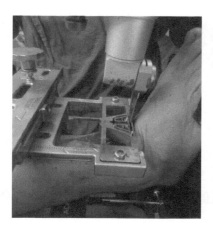

图 42.7　锯片在模块
引导下切骨

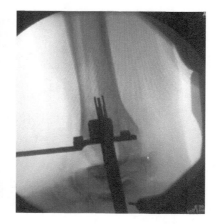

图 42.8　测量胫骨托
前后位尺寸

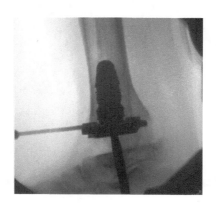

图 42.9　安装胫骨柄及胫骨托

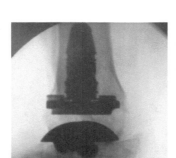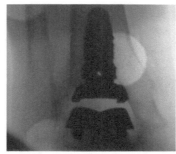

图 42.10　术中 X 线检查示假体位置良好，关节活动正常

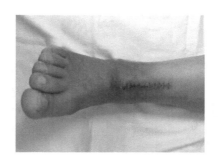

图 42.11　术后切口愈合良好，无渗出及感染

（六）术后随访

术后 1 个月随访，右踝关节正侧位 X 线片显示内固定物位置良好（图 42.12）。

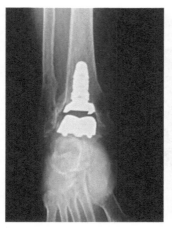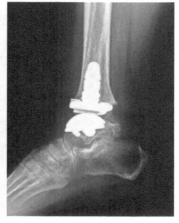

图 42.12　术后 1 个月复查右踝关节正侧位 X 线片

病例分析

骨关节炎（osteoarthritis，OA），是一种以局灶性关节软骨退行性变、关节边缘骨赘形成、关节畸形和软骨下骨质硬化为特征的慢性关节疾病。其中，踝关节骨性关节炎因其独特的流行病学、解剖学、生物力学和生物学特征，表现出不同于髋、膝关节骨性关节炎的特点，即很少发生原发性骨关节炎，其发病因素大多与外伤相关，以创伤性关节炎居多。Valderrabano P. 等人对 390 例晚期踝关节炎患者的研究也支持该结论。本病例便继发于患者既往的陈旧踝关节骨折病史，符合上述发病机制。

创伤性关节炎的主要临床表现是踝关节不同程度的疼痛、肿胀，伴关节活动受限，可因劳累、活动量增加、受凉、天气变化等因素加重，经休息、局部制动，大部分患者症状能够缓解，但病变达晚期时，症状可以持续存在。本病例临床体征明确，影像学检查证实为踝关节创伤性关节炎。

目前，对于踝关节创伤性关节炎的临床分级通常采用 Kellgren－Lawrence 分级法：0 级，正常；Ⅰ级，出现骨刺样骨赘，关节间隙正常；Ⅱ级，出现明显骨赘，关节间隙轻度变窄；Ⅲ级，出现多发性骨赘，关节间隙明显变窄，出现软骨下骨硬化、象牙化；Ⅳ级，多发性骨赘及关节内游离体，关节间隙严重狭窄或消失，出现软骨下骨硬化、象牙化，骨囊肿形成。本病例中，影像学检查提示踝关节面大面积硬化，局部小囊性密度影，关节局部骨质增生，距骨变扁，形态不规整，最终诊断为右踝关节创伤性关节炎（Kellgren-Lawrence 分级：Ⅳ级）。

踝关节创伤应早期积极治疗，否则容易发展成为踝关节创伤性

笔记

关节炎，由于疾病进展程度不同，治疗方法也存在很大差异，目前常规的外科治疗手段包括踝关节关节镜清理术、踝关节牵开术、踝关节周围截骨术（胫骨远端截骨、跟骨截骨）、踝关节融合术、人工全踝关节置换术等，不同的治疗方法各有利弊。踝关节关节镜清理术，具有微创、瘢痕少、术后可以早期功能锻炼、预防关节僵硬等并发症、功能恢复较快等优点，但对于较重的关节损坏常无能为力。踝关节牵开术，可以显著改善软骨下骨硬化程度，增加胫距关节间隙，但对于存在胫骨远端力线异常的踝关节骨性关节炎疗效并不明确。踝关节周围截骨术（胫骨远端截骨、跟骨截骨），能较好地矫正下肢对线畸形，远期显著减轻踝关节疼痛，改善关节功能，但对于胫距关节面破坏大于50%的患者，同样效果不佳。踝关节融合术固定稳定、可靠，融合成功率高，可以显著矫正力线，恢复踝关节的稳定性，恢复行走和进行正常活动的能力，但无疑牺牲了踝关节的活动度，对患者的日常功能造成不利影响。人工全踝关节置换术，能够保留踝关节活动度，显著提高患者的生活质量，同时可降低邻近关节骨关节炎的发生率。人工全踝关节置换术的手术适应证为：①踝关节疼痛和退变者，活动严重受限；②距骨骨质尚好，踝关节周围韧带稳定性完好者；③内、外翻畸形小于10°者；④后足畸形可以矫正者。

本病例中，患者诊断为右踝关节创伤性关节炎，同时对术后的功能要求较高，经济条件较好，采用人工全踝关节置换术。术中注意反复校正，定位精准，以保证假体置换后踝关节的正常力线；术中取骨时注意仔细操作，尤其是对于存在骨质疏松的高龄患者，防止术中骨折的发生；扩髓时，扩髓器应始终保持顺时针方向，退出时也一样，否则其尖端存在脱离风险，以致嵌在胫骨内部；胫骨托的选择应保证胫骨的前后部皮质被完全覆盖，尤其是前方，因为这里是负载分布最集中的部位。术后石膏固定时间约 3 周，患肢非负重至少 8 周，以利于骨质与人工关节的充分愈合，制动期间注意预防血栓栓塞及切口感染的发生。

病例点评

人工全踝关节置换术的选择应充分把握手术适应证及禁忌证，对于如距骨缺血坏死范围超过距骨体一半以上者、Charcot 关节炎、胫距关节畸形超过 35°者、对术后运动程度要求极高者等，均应视为手术的绝对禁忌证。

人工全踝关节置换术具有诸多优点，最近的文献报道提示，人工踝关节 3～6 年的使用寿命占 70%～98%，3～12 年的使用寿命占 80%～95%。由美国 Wright 医疗公司研制的 Inbone Ⅱ全踝关节系统采用长骨柄的设计理念，可以根据患者的具体解剖长度进行设定胫骨髓内组装杆式固定结构组件；距骨部分设计为沟形几何关节结构，冠状面更稳定，疗效更加稳定确切。

目前，越来越多的文献报道证实，踝关节置换的疗效已经超过了踝关节融合术。踝关节置换在缓解疼痛、改善功能、降低感染率，不易继发距下关节骨关节炎等方面，具有相比于踝关节融合术更加出色的临床表现，但也存在价格较贵、适应证严格、不适用于年轻及活动量较大的患者等缺点。从短期来看，对于踝关节创伤性关节炎，人工全踝关节置换术是一种比较有效的治疗方法，但其长期疗效仍有待进一步观察研究，尤其是其相对于传统的踝关节融合术的长期疗效，需要更大范围、更长时间的临床疗效分析予以佐证。

（杨茂伟）

043
踝关节骨折畸形愈合
并软骨损伤

病例介绍

（一）临床表现

患者，女，50岁。

主诉：扭伤后右踝关节肿胀不适5个月。

现病史：患者于5个月前走路时不小心扭伤右踝关节，伤后右踝关节肿胀、疼痛、活动受限，就诊于当地医院，给予右踝关节正侧位X线（图43.1）及右踝关节CT（图43.2）检查，诊断为右外踝骨折，石膏固定2个月，康复治疗1个月，但行走后仍觉不适，影响正常活动。

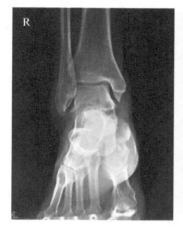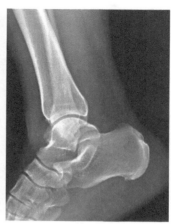

图 43.1　右踝关节正侧位 X 线片示踝关节骨折

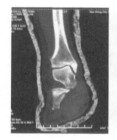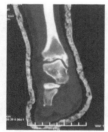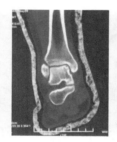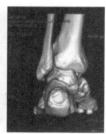

图 43.2　右踝关节 CT 示距骨内侧形态欠规则，
外踝尖局部向内侧凸起

专科查体：右踝关节略肿胀，皮肤颜色及皮温正常，前抽屉试验阳性，压痛阴性，右侧足背动脉搏动正常，感觉正常，右踝外翻24°，内翻38°，背伸18°，跖屈50°。

（二）影像学检查

右踝关节正侧位 X 线：内外踝间隙正常，无内外翻畸形（图43.3）。右踝关节 3D-CT：距骨内侧形态欠规则，外踝尖局部向内侧凸起（图43.4）。右踝 MRI：右踝距腓前韧带结构模糊，内踝下方距骨局部呈现 T_2 高信号，相对应胫骨远端骨髓内呈 T_2 高信号影，内踝及前踝少量积液（图43.5）。

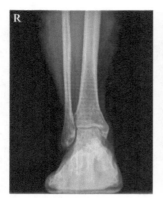
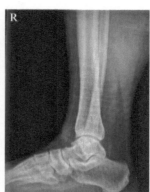

图 43.3　右踝关节正侧位 X 线片

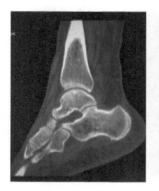
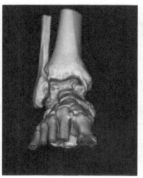
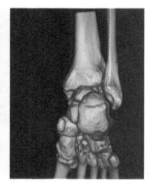

图 43.4　右踝关节 3D-CT

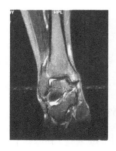
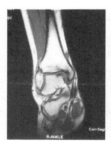
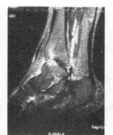
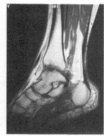

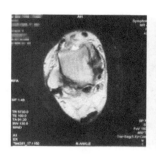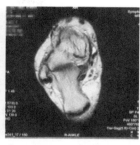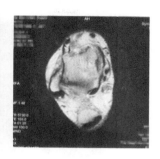

图 43.5　右踝 MRI

（三）诊断

右外踝骨折畸形愈合并软骨损伤。

（四）治疗概要

患者入院后完善术前检查，无手术禁忌证，全麻后在关节镜下行距骨微骨折、踝关节外侧韧带修补术。术中所见右踝距腓前韧带部分损伤，弹性略差，滑膜充血，内踝下方部分距骨软骨剥脱（图 43.6）。术后复查右踝关节正侧位 X 线：内固定物位置良好（图 43.7）。术后早期踝关节逐渐进行屈伸及旋转功能锻炼。

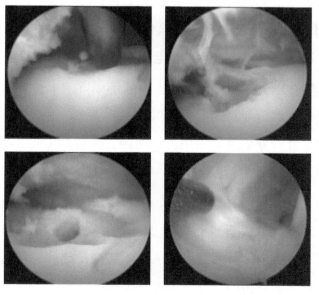

图 43.6　关节镜下可见距腓前韧带弹性略差，内踝距骨软骨损伤

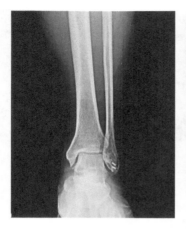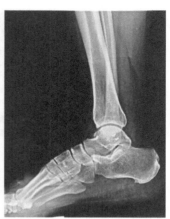

图 43.7　术后复查右踝关节正侧位 X 线片

（五）术后随访

术后 1 个月后开始康复锻炼，目前病情恢复良好。

病例分析

踝关节骨折是创伤骨科中最常见的骨折之一，约占全身骨折的 9%。由于交通意外伤等高能量损伤逐年增加，踝关节骨折的发生率也随之增加，老年人，特别是老年女性，通常由于伴有骨质疏松等基础疾病，该类骨折更为常见。本病例患者为中年女性，扭伤导致踝关节骨折，符合上述发病机制。

踝关节骨折分型最常采用的有两种，一种是 Lauge – Hansen 分型；一种是 AO 分型（也称 Danis – Weber 分型）。Lauge – Hansen 分型是根据受伤时足部所处的位置、外力作用的方向及不同的创伤病理改变，对踝关节骨折进行的分型描述，分为旋后 – 内收型、旋后 – 外旋型、旋前 – 外展型、旋前 – 外旋型及旋前 – 背屈型。其目的在于通过患者骨折的形态学表现，反推受伤机制，并指引相应韧带、下胫腓联合损伤的判断，是最常用的踝关节骨折分型方法之一。而 AO 分型则根据腓骨骨折高度、下胫腓联合及胫距关系对踝关节骨折进行的分型，主要分为 A、B、C 三型。这种分类方法在提示预后和指导手术治疗方面有一定优势，因而也被国内外专家采用。本病例腓骨远端横行骨折，伴有内踝骨折，同时有外侧副韧带损伤，根据 Lauge - Hansen 分型属于旋后 - 内收型Ⅱ度，根据 AO 分型属于 A 型。距骨软骨损伤，是踝关节软骨损伤中的一种类型，临床很常见。对于距骨软骨损伤，症状轻微的患者及老年人，如果对活动能力要求不高，可以采取保守治疗。如果保守治疗 3 ~ 6 个月无效，或者损伤较重、面积较大时，需要考虑手术治疗。

　　手术方式包括微骨折、自体骨软骨移植、自体骨骨膜移植，自体骨软骨细胞移植及异体骨软骨移植等方法，其中微骨折和自体骨软骨移植最常用。该患者踝关节骨折畸形愈合后导致踝关节慢性不稳，进而加重了距骨软骨损伤，经过正规保守治疗持续 3 个月以上无效，应行踝关节镜手术治疗。踝关节镜手术适应证为：①外踝韧带损伤或重建之前的诊断或治疗；②踝关节骨折中软骨损伤的处理；③踝前撞击综合征；④距骨或胫骨的剥脱性骨软骨炎；⑤炎性滑膜炎；⑥关节纤维化；⑦移除关节内游离体；⑧作为踝关节固定术中的辅助。

　　该病例为中年女性，右踝扭伤后保守治疗无效，诊断为右外踝骨折畸形愈合合并软骨损伤。影像学检查提示踝关节畸形愈合，手术指征明确，全麻后在关节镜下行距骨微骨折、踝关节外侧韧带修补术。术中被动屈伸踝关节，观察踝关节内有无骨赘撞击的情况，采用刨削刀、等离子刀切除并清理造成撞击的组织，并行病理学检查，对存在的软骨面损伤进行软骨创面的清理、修整，软骨面微骨折处理，使用带线锚钉对损伤的距腓前韧带进行修补。术后 4 周左右开始肌肉功能锻炼，5 ~ 6 周不完全负重练习。

病例点评

踝关节畸形愈合合并软骨损伤主要表现为部分关节软骨剥脱，并影响到更深的软骨下骨。临床特点主要体现在：①外观异常，双侧肢体明显不对称，常见畸形或肿胀等；②肌力减弱，主要是骨折的成角、旋转等畸形愈合，改变了相关肌肉的作用方向；③关节活动受限，骨折端畸形愈合形成的骨痂阻碍了邻近关节的活动，如肱骨髁上骨折畸形愈合影响肘关节屈曲，桡骨畸形愈合使前臂旋转功能受限；④关节之间运动失调，日常生活中的许多动作是由多个关节的协调运动共同完成的，如胫骨成角畸形愈合，可改变膝、踝关节的负重力线，影响站立与行走。本病例的临床体征明确，影像学检查证实为踝关节骨折畸形愈合。

踝关节骨折合并距骨软骨损伤，骨折畸形愈合后采用踝关节镜手术，取得良好疗效。对于移位不明显的踝关节骨折，保守治疗后内外踝愈合，但外踝畸形愈合后导致距腓前韧带张力改变，容易造成踝关节慢性不稳，进而加重距骨软骨损伤。所以，对于移位程度不明显的患者，也应积极手术治疗。与开放手术相比，踝关节镜手术具有疗效好、损伤小、并发症少等优点，同时可处理关节内病变，可以明显改善患者踝关节的功能，减轻疼痛，对保守治疗无效的患者是一种较为理想的治疗措施。

（杨茂伟）

044
足踇外翻

病例介绍

(一) 临床表现

患者, 女, 55 岁。

主诉: 双足踇外翻畸形、疼痛 5 年余, 加重伴不适 3 个月。

现病史: 患者于 5 年前无明显诱因出现双足第一趾畸形, 但不影响穿鞋和行走, 无明显疼痛不适, 故患者当时未行特殊处理。3 个月以来, 患者自觉左足第一趾畸形、第一趾背侧疼痛不适, 行 X 线片检查提示: 双足第一趾骨外翻畸形。

专科查体: 双足第一趾外翻畸形明显, 第一趾胫侧可见滑囊形成, 皮肤稍发红; 行第一跖楔关节活动度检查松弛。趾端感觉血运

285

无明显异常。

（二）影像学检查

双足持重位正位 X 线：左足蹈外翻角（HAA）为 39.7°，第一、二跖骨间夹角（IMA）为 23.9°，右足蹈外翻角为 36.4°，第一、二跖骨间夹角为 19.2°（图 44.1）。

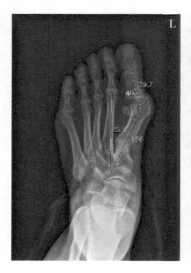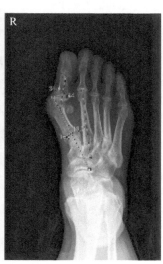

图 44.1　双足负重位 X 线片

（三）诊断

双足蹈外翻，双足第一跖趾骨性关节炎。

（四）治疗概要

患者入院后完善术前检查，无手术禁忌证，在全身麻醉下行左足跖楔关节融合术、蹈外翻截骨矫形术；右足跖楔关节融合术、近节趾骨 Akin 截骨术、蹈外翻截骨矫形术。术中选用第一跖列背内侧切口，显露跖趾关节及内侧跖楔关节，去除增生骨赘，松解并切断内收肌，复位籽骨；用骨刀去除内侧跖楔关节面软骨，并钻孔，复位跖楔关节同时矫正第一、二跖骨间夹角，注意适当压低第一跖

笔记

骨头，安放 LPS 钢板并固定。本病例上述术式结束之后发现右足第
一趾仍存在旋转畸形，加用 Akin 截骨术式，外旋近节趾骨后以 3.0
空心钉固定（图 44.2、图 44.3）。术后 3～5 天可穿前足减压鞋下
床活动。

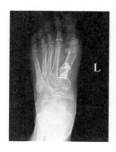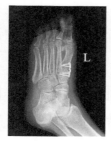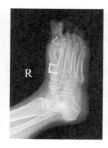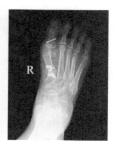

图 44.2   左足选用 Lapidus 术式，右足选用 Lapidus + Akin 术式

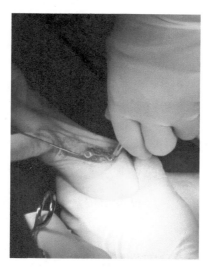

图 44.3   去除跚楔关节软骨面后，选用 LPS
钢板固定矫正跚骨间夹角

（五）术后随访

患者于术后 6 周、12 周、6 个月分别进行随访，并在医生指导
下进行功能锻炼。术后 3～5 天可穿前足减压鞋下床活动；术后 1
周进行被动足趾活动；6 周逐步进行负重功能练习；12 周根据患者

恢复情况进行正常负重行走功能练习。

病例分析

　　蹰外翻畸形是最常见的前足部畸形之一，其特点是足的蹰指向外偏斜，通常伴有第一跖骨向内偏斜。骨组织改变：第一跖骨内收，部分伴旋前或旋后，跖骨头内侧骨赘形成，甚至发生蹰囊肿；第一趾外翻，部分伴旋前；籽骨，尤其是腓侧籽骨向外侧移位。软组织改变：第一跖趾关节囊内侧松弛，外侧挛缩，蹰内收肌肌腱，蹰长屈肌腱外侧头挛缩；前足横弓减弱或消失，前足增宽。患者不一定全部发生，可因病程长短、畸形等有不同表现。

　　蹰外翻畸形一旦形成，就没有保守的方法能使其恢复原来正常的解剖结构。然而，大量患者经简单的鞋类改良后症状明显缓解。手术方法的选择是非常关键的。矫正蹰外翻畸形的唯一恰当的适应证是第一跖趾关节的疼痛，偶尔适用于邻近足趾因蹰外翻导致重叠和挤压而产生的继发病理改变所引起的疼痛。蹰外翻畸形矫正手术并发症的发生率相当高。仅仅为了美观或为了重穿较狭窄的鞋而手术是不应该的。

　　蹰外翻病情按严重程度分为轻度、中度、重度。轻度：第 1 跖骨头内侧突出并有疼痛。蹰外翻角小于 $30°$，一部分畸形可由于趾骨间关节外翻引起，跖趾关节一般是适合的，跖骨间夹角通常小于 $13°$，胫侧籽骨一般位于正常位置或轻度脱位。中度：蹰指外偏挤压第 2 趾，蹰指一般有旋前畸形，蹰外翻角为 $30° \sim 40°$，跖骨间夹角为 $13° \sim 16°$胫侧籽骨有明显脱位。重度：蹰指外偏挤压第二趾形成骑跨趾，蹰指有中重度旋前畸形，蹰外翻角大于 $40°$，跖骨间夹角大于16°，第二跖骨头形成转移性跖骨痛；胫侧籽骨脱位于跖骨头腓侧缘外。

　　本组病例双足均为重度踻外翻，并在查体过程中发现内侧跖楔关节松弛，故选用 Lapidus 术式进行跖楔关节融合。并且在跖骨手术结束后，右足踻趾仍存在旋前位畸形，加用 Akin 术式进行近节趾骨截骨矫形。所选用为坚强内固定，故在术后早期可穿前足减压鞋下床活动。踻外翻术后应早期进行被动跖趾关节活动。

病例点评

　　踻外翻为最为常见的足部畸形，需要再次强调的是，矫正踻外翻畸形的唯一恰当的适应证是第一跖趾关节的疼痛。不管采用哪种手术方式，踻外翻术后都会出现足趾活动能力不同程度的下降，因此，单纯的因为美观进行踻外翻手术是不值得提倡的。

　　通过患者的物理学、影像学测量的结果确定踻外翻的主要病理变化，即术中所要治疗的主要问题。在众多的病理改变中应分清主次，抓住主要矛盾，应把纠正跖骨间夹角作为主要方面。跖骨间夹角在16°时，是远端跖骨干或基底截骨的分界线；当小于16°时，一般选用跖骨头颈部截骨；当大于16°时，一般选用跖骨干或是基底部截骨。或者轻度踻外翻一般选择头颈部截骨，中度踻外翻选择跖骨干部截骨，重度踻外翻选择基底部截骨。

　　本病例选用的 Lapidus 手术方式，采用跖楔关节融合的方法，其一是在查体的过程中存在跖楔关节不稳；其二是双足均为重度踻外翻。此类术式类似于基底部位截骨，可以最大限度地矫正第一、二跖骨间角。另外，右足选用的 Akin 术式，同时也包括近节趾骨成形等术式，本身为踻外翻截骨矫形手术的补充手术，不推荐单独

289

使用此类术式治疗踇外翻。

踇外翻目前有上百种手术方式，选择患者适合的，并且医生所熟悉的手术方式极为关键。这需要我们熟悉踇外翻的发病机制，了解骨性结构和软组织结构的病理变化，同时也要掌握各项手术操作技能。

（韩亚新）

045

先天性马蹄内翻足

病例介绍

（一）临床表现

患者，女，21岁。

主诉： 自幼发现右踝关节内翻畸形，右踝疼痛两年。

现病史： 患者自幼时发现右踝关节内翻，因无明显症状，未予以重视。近两年来出现行走后右踝关节疼痛不适，呈进行性加重，就诊于我院。

专科查体： 右踝关节明显内翻畸形，触诊右踝关节外侧压痛（＋／－），右踝关节外翻肌力0级，跖屈明显受限，背伸略受限，Meary角16°，Hibbs角105°（图45.1）。

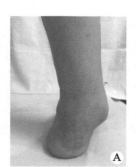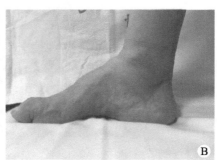

注：A. 右踝关节明显内翻；B. 右踝关节纵弓升高。

图 45.1　术前查体

（二）影像学检查

右踝关节正侧位及轴位 X 线：右踝关节明显内翻，可见"高弓仰趾"（图 45.2）。

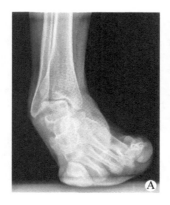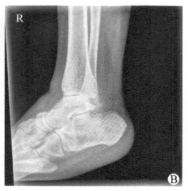

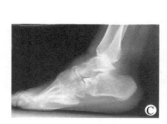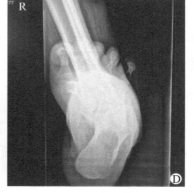

注：A、B. 明显踝关节内翻；C. 高弓仰趾；D. 足跟明显内翻畸形。

图 45.2　右踝 X 线片

（三）诊断

右侧先天性马蹄内翻足。

（四）治疗概要

患者入院后经过严格术前评估，择期于我院行三关节融合术、跟腱延长术、胫前肌外移、踇长伸肌腱转位术、趾间关节融合术、踇短伸肌腱重建术。手术原则上要求不仅仅纠正现有畸形，还需兼顾抵抗其潜在变形力，尽可能降低复发率。关于内翻足截骨融合时应注意，用跟距关节的侧向楔形切骨，距舟、跟骰关节的背跖向楔形切骨，配以跟距关节的前后向楔形切骨来矫正畸形。如有肌力不平衡，应同时进行肌腱转移术。畸形矫正后，由专人保持足的功能位，检查骨切面是否对合良好。如骨对合面有缝隙，应利用切除的松骨质充填。术后用石膏或固定靴进行外固定以保持矫正后的位置。如术后水肿影响血运时，可及时松解改善。术后患者病情平稳，复查 X 线：踝关节内翻消除，足弓恢复正常，下肢力线稳定（图 45.3、图 45.4）。术后患者出院严格进行康复锻炼（如规范使用拐杖、踝关节适应性训练、踝关节抗阻力练习等），术后半年完全恢复自主活动。

（五）术后随访

经随访，术后 AOFAS 评分（90 分）、SF－36 评分（140 分），较术前 AOFAS 评分（6 分）、SF－36 评分（74 分）均显著提高。

笔记

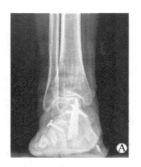
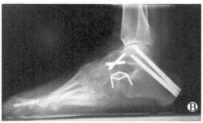
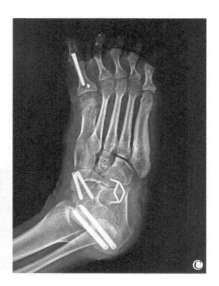

注：A. 踝关节内翻恢复，下肢力线良好；B. 足纵弓恢复；C. 爪型趾消失。

图 45.3　右踝术后 X 线片

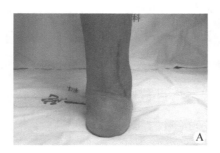
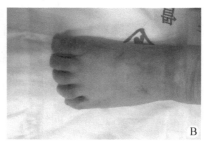

注：A. 右踝关节内翻恢复；B. "高弓仰趾"恢复正常。

图 45.4　术后外形

病例分析

马蹄内翻足的病因包括先天性（先天畸形后遗症）、特发性、后天获得性、神经肌肉外周性、神经肌肉中枢性、创伤、挤压伤、筋膜室综合征、烧伤、医源性等多种。大多数高弓足源于神经肌肉疾病，其中，遗传性运动感觉神经病（hereditary moto and rsensory neuropathy，HMSN）最常见。其他包括脊髓灰质炎、脊髓小脑变性等。此类疾病通过引起小腿与足内在肌的肌力不平衡，导致足的复合畸形。创伤性高弓足或先天性马蹄内翻足术后并发高弓足：由矫形手术不当或骨折复位不良引起。特发性高弓足：目前病因仍不明确，有研究指出其与神经功能紊乱有关。本病例属于典型的先天性马蹄内翻足，患者为年轻女性，对术后外形及功能要求较高，针对于此类患者应特别注意做好术前各项检查，尽可能完美地规划手术方案，减小不必要的损伤以保证良好的治疗效果。

马蹄内翻足的临床表现主要为：①肌肉失衡：爪状趾，背屈无力，内翻不稳定。②跖骨跖曲：跖骨痛，足底皮肤角化病，爪形，跖趾关节半脱位。③内翻足：僵硬，外侧副韧带、腓骨肌群异常，外侧载荷。④异常载荷：足部劳损，应力性改变，退变。虽然本病例的足部劳损退变相对较轻，但患者跖骨痛征兆明显，内翻足明显僵硬，符合马蹄内翻足的典型特征。

马蹄内翻足按照病理类型可分为四类，即单纯性高弓足、内翻性高弓足、跟行性高弓足、跖屈性高弓足。根据 AOFAS 治疗原则，对于年龄较小的患者且伴有严格手术禁忌证，可采取保守治疗，主要包括牵张运动训练、矫形支具等；若无手术禁忌证，可优先采取软组织手术。对于年满 14 周岁的患者，无严格手术禁忌证者应优先采取手术治疗，具体术式需在严格的术前评估后确定，评估的目的主要是：①明确足部关节退行性改变程度、背屈受限程度、静息状态下足跟内翻程度；②排除或发现应力性骨折、踝关节韧带松弛、腓骨肌肌腱断裂等问题，并予以优先处理。根据不同的评估结果，选择不同的手术方式，目前主要术式包括软组织手术、截骨矫形术、关节融合术等，复杂的畸形可能需要联合使用多种不同的术式多次治疗。患者经过详细的术前检查发现，内翻足明显僵硬，背屈明显受限，跖骨痛明显，且患者无手术禁忌证，应采取手术治疗。本例术式采取了三关节融合术辅以软组织手术，符合僵硬性马蹄内翻足的治疗原则。

该患者为典型的先天性马蹄内翻足。门诊诊断明确，入院后评估严格，术式精准，取得了良好的疗效。对于术式选择，应根据不同患者情况实行个体化方案。本例患者采用的三关节融合术，适应证为前足马蹄畸形（内翻 > 10°）伴有持续跖骨痛和胼胝，保守治疗无效；肌力平衡且无晚期跖底脂肪垫萎缩的高弓足；足跟中立位或近似中立位的前足马蹄内翻或马蹄内收内翻畸形等。患者还采用了跟骨外移截骨，对于高弓内翻足，跟骨外移截骨可在足跟持重时矫正足跟内翻，且在足趾推进时使跟腱的力矩外移。针对患者爪形趾的手术治疗，采用了 Jones 手术（踇长伸肌腱转位术），多种术式的联合应用保证了手术效果。术后应注意抬高患肢，并嘱患者注意髋、膝关节活动，必要时加用抗凝类药物防止血栓形成。对于截骨、融合术式较多的患者，应注意促骨质愈合类药物的应用，加快骨性愈合速度，以免影响后续功能锻炼。对于马蹄内翻足的患者来说，精准的术式选择和严格的术后功能康复锻炼计划均非常关键。对出院的患者应加强依从性教育，并定期随访观察。

🏥 病例点评

马蹄内翻足是临床较常见的足踝部畸形，多数病因为先天性或脑瘫、小儿麻痹后遗症。马蹄内翻足的治疗方式有保守治疗和手术治疗，保守治疗主要包括牵张运动训练、矫形支具等。手术治疗包括软组织手术、截骨矫形术及关节融合术等，复杂的畸形可能需要

笔记

联合使用多种不同的术式多次治疗。治疗方案需严格根据患者情况选择。

对于马蹄内翻足的病例应在术前常规行临床查体及 X 线检查，明确马蹄内翻足的畸形情况，以便规划合理的手术方案。术中应注意先进行骨性手术，再进行软组织手术。手术不仅要纠正现有畸形，还需兼顾抵抗其潜在变形力，尽可能降低复发率。

马蹄内翻足常常合并有韧带松弛及严重的异常载荷，甚至出现应力性骨折，因此临床检查及影像学的评估均十分重要。尤其韧带松弛常常因为马蹄内翻足的特殊性难以通过查体发现，故条件允许者应进一步行 MRI 检查，明确韧带的损伤情况。但在实践中，如何恢复跖行的足仍需术者根据具体情况及临床经验综合判断，合理治疗。

（杨茂伟）

046
踝关节韧带损伤

病例介绍

（一）临床表现

患者，男，49岁。

主诉：扭伤致右足疼痛伴活动受限3年。

现病史：患者于3年前不慎扭伤，后右踝关节疼痛、肿胀，此后患者踝关节疼痛及肿胀缓解不明显，长时间行走后肿胀加重并伴疼痛，偶有右踝关节扭伤，遂于我院就诊，MRI检查示右踝关节积液、骨挫伤。

专科查体：右踝关节内侧压痛，前抽屉实验阳性，内翻应力实验阳性。

（二）影像学检查

右踝关节 MRI：右踝关节外侧 T$_2$ 高信号，伴有积液，距腓前韧带菲薄，连续性尚可，部分层面距腓前韧带缺如（图 46.1）。

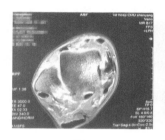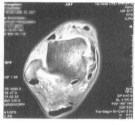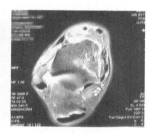

图 46.1　右踝关节 MRI 示距腓前韧带损伤后纤细菲薄，
周围软组织肿胀

（三）诊断

右踝关节距腓前韧带损伤。

（四）治疗概要

患者入院后完善术前检查，无手术禁忌证，在全身麻醉下行右侧距腓前韧带缝合修补术。术中采用延外踝远端弧形切口，在骨面部位切开伸肌支持带，显露距腓前韧带。在腓侧止点部位剥离距腓前韧带，用骨刀处理骨面做成粗糙面，打入带线锚钉两枚，紧缩缝合距腓前韧带，缝合伸肌支持带，缝合至皮肤，术毕（图 46.2）。术后给予中立位石膏托或支具固定 3 周，3 周后在医生指导下逐步进行功能锻炼。

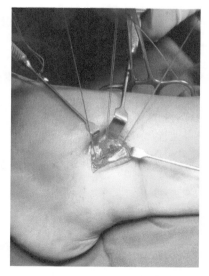

图 46.2　术中选用锚钉修复
距腓前韧带

（五）术后随访

患者于术后 3 周、6 周、9 周、12 周、6 个月分别进行随访，并在医生指导下进行功能锻炼。术后 3 周进行非负重功能练习，包括韧带拉伸及非负重本体感觉练习；6 周逐步进行负重功能练习；9 周、12 周根据患者恢复情况进行负重行走功能练习、慢跑及本体感觉练习；6 个月可进行对抗性体育活动。

病例分析

踝关节扭伤是日常生活中最常见的运动损伤，有人统计踝关节韧带损伤约占全身关节软组织损伤的 80% 以上。Brooks 等人统计发现每天大约有 10000 人次发生踝关节扭伤，而踝关节扭伤的患者要占整个急诊患者总数的 7%～10% 。其中，20%～40% 的人会遭遇踝关节反复扭伤，并最终发展成为踝关节的慢性不稳定。本病例为踝关节扭伤后距腓前韧带断裂，虽然经过保守治疗韧带已愈合，但距腓前韧带菲薄并拉长，导致患者出现踝关节慢性不稳，反复肿胀并扭伤。

踝关节的支持结构包括关节囊、内侧和外侧韧带及骨间韧带。内侧三角韧带顶端附着于内踝，分为表层和深层纤维，并呈扇形向远端延伸，向前止于足舟骨粗隆，其余的纤维止于载距突和距骨。外侧韧带复合体包括 3 条韧带，距腓前韧带最薄弱，容易损伤。距腓后韧带比距腓前韧带强壮，自外踝后方横行或水平走行。跟腓韧带自外踝几乎垂直走行延伸至跟骨外侧面。踝关节外侧副韧带损伤的主要临床表现是踝关节反复肿胀、扭伤，一般踝关节外侧韧带损伤可通过超声及 MRI 检查，但超声检查对超声医生有一定的专业要求，故我们一般选择 MRI 检查。本病例通过 MRI 检查可以发现距

笔记

腓前韧带菲薄，并有部分层面缺如，经手术探查也证实了我们术前的判断。

踝关节距腓前韧带损伤一般分为 5 级。0 级，正常的距腓前韧带；1 级，距腓前韧带拉伸，厚度正常，弹性下降；2 级，距腓前韧带增厚，弹性下降；3 级，距腓前韧带菲薄，弹性下降；4 级，大量瘢痕组织形成，距腓前韧带缺如。近年来临床医生对距腓前韧带的损伤有了进一步的认识，手术适应证的选择也要与查体及影像学资料相结合。

本病例查体前抽屉试验阳性，MRI 显示明确的距腓前韧带损伤，故采用距腓前韧带缝合修补方式，进行距腓前韧带的加强。因距腓前韧带损伤导致的慢性踝关节不稳，部分患者于外踝间隙部位可出现骨赘，术中应一并切除。术后应早期进行功能康复，积极进行韧带功能的恢复。

病例点评

踝关节外侧韧带损伤的修复是近年来足踝外科研究的热点，其中，手术适应证的选择和手术方式的选择是重点。

对于手术适应证的选择，距腓前韧带是运动医学中最为常见的韧带损伤，但其中需要进行手术治疗的不足 30%。踝关节前抽屉试验是诊断距腓前韧带损伤的有效检查方法，检查时需患足与健足同时检查，而且部分大量瘢痕组织形成的患者，由于关节粘连，前抽屉试验阴性，而且在麻醉下进行前抽屉检查阳性率更高。影像学检查方面，超声检查是诊断距腓前韧带损伤的有效检查方法，而且在超声检查下可以进行距腓前韧带的弹性测试，但超声检查对于超声科医生的要求较高。MRI 检查可以观察距腓前韧带的损伤，并且同时观察踝关节软骨有无损伤。因此，距腓前韧带损伤的手术适应证的选择需要与查体及影像材料相结合。

踝关节韧带损伤的手术方式很多，主要分为韧带修补和韧带重建两种手术方式。随着内镜技术的发展，这两种术式均可以在关节镜下进行操作。

根据以上距腓前韧带损伤的分级，如果韧带残端保留良好，可行韧带修补手术。根据损伤部位不同，距腓前韧带修补手术可以分为腓骨侧修补、距骨侧修补、体部修补三个方面，需要在术前仔细读片，确定韧带损伤部位。若是韧带保留不多，瘢痕严重，甚至缺如，则需要行韧带重建手术。距腓前韧带重建手术一般局部取腓骨长肌腱，于腓骨侧及距骨侧穿骨道重建，但取腱可能导致腓骨肌腱粘连等并发症。近年来，人工韧带可用来重建踝关节外侧副韧带，并取得良好的治疗效果。

（韩亚新）

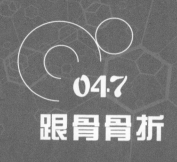

047
跟骨骨折

病例介绍

（一）临床表现

患者，男，37岁。

主诉：高处坠落后左足跟肿胀、疼痛1天。

现病史：患者于1天前从3m高处坠落，左足跟着地，伤后足跟肿胀、疼痛，来我院急诊就诊。

专科查体：左足跟肿胀，皮肤散在瘀斑（图47.1），左足足跟与右足相比增宽（图47.2），足跟处压痛阳性，左踝关节跖屈背伸轻度受限（跖屈2°，背伸10°），内外翻0°。

（二）影像学检查

左足侧位X线：跟骨骨皮质不连续，距跟关节跟骨侧关节面塌

笔记

303

陷（图47.3）。左足CT：跟骨形态改变，骨皮质不连续，骨折线位于距跟关节面中段（图47.4）。

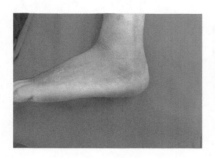

图47.1　左足外形

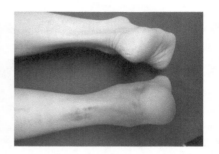

图47.2　左足足跟与右足相比增宽

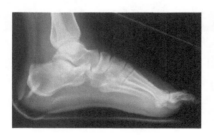

图47.3　左足侧位X线片

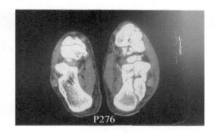

图47.4　左足CT

（三）诊断

左足跟骨骨折。

（四）治疗概要

患者入院后完善术前检查，无手术禁忌证，在全麻下行跗骨窦入路跟骨骨折微创切开复位内固定术（图47.5）。术中注意保护腓肠神经，手术刀要一刀见骨，将骨膜连同软组织及腓骨长短肌肌腱一起向上掀起，剥离骨膜后，3根克氏针牵开皮肤，然后用骨刀在牵引下根据距骨关节面情况，协助撬拨恢复后关节面形态，再用2mm克氏针将较大的骨块钉在距骨上，维持复位的状态。按照上述"一牵二撬三穿"的操作，即可完成跟骨高度、长度、后关节面的恢复。术后早期逐渐进行康复治疗及功能锻炼。

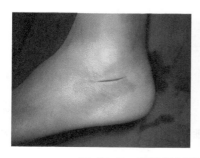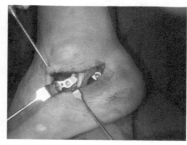

图 47.5　跟骨骨折微创切开复位内固定术

（五）术后随访

术后 1 周复查左足侧位 X 线显示：跟骨复位良好（图 47.6）。术后 3 个月复查左足侧位及轴位 X 线显示：骨折线模糊，内固定物位置良好（图 47.7）。左踝关节功能恢复良好，AOFAS 评分 95 分。

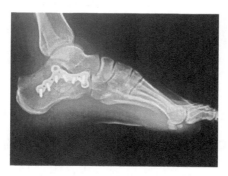

图 47.6　术后 1 周复查左足侧位 X 线片

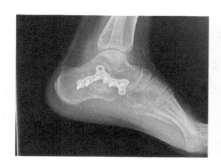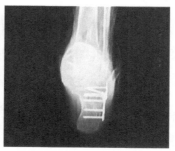

图 47.7　术后 3 个月复查左足侧位及轴位 X 线片

病例分析

跟骨骨折多数是自高处跌下或滑下所致。视坠落时足部的位置不同，其作用力的方向亦不一致，并显示不同的骨折类型，但基本上以压缩性骨折为主。也可见于腓肠肌突然收缩，促使跟腱将跟骨结节撕脱，如足内翻应力过猛则引起跟骨前结节撕脱；而外翻应力则造成载距突骨折或跟骨结节的纵向骨折，但后者罕见。本病例为高处坠落后足跟部着地，应力导致足跟损伤，符合上述发病机制。

跟骨骨折的主要临床表现有：①足跟疼痛、肿胀、活动受限，与骨折出血量有关（预防骨筋膜室综合征）；②张力性水疱（血性或清亮）；③骨擦感；④患足畸形，足底端平，足跟增宽，呈外翻畸形，跟骨压痛、叩击痛。拍摄跟骨正侧位 X 线片及 CT 可以诊断，并能确定骨折类型。本病例的临床体征明确，影像学检查证实为跟骨骨折。

跟骨的分型种类超过 20 种，均有其各自的适应证及优缺点，其分类主要依据 X 线及 CT 表现，目前尚无统一的分型方法。多数骨科医生认为，Sanders 的 CT 分型方法对跟骨骨折的治疗方法的选择及预后的判断有较高的临床价值。Sanders 分型基于冠状位和轴位 CT 表现，根据后关节面骨折的情况，将跟骨关节内骨折分为四大类型：Ⅰ型为无移位的关节内骨折，不考虑后关节面骨折线的数量；Ⅱ型为跟骨后关节面的两部分骨折，移位≥2mm，根据原发骨折线的位置，又分为ⅡA、ⅡB、ⅡC型；Ⅲ型为三部分移位骨折，跟骨后关节面有两条骨折线，又分为ⅢAB、ⅢBC、ⅢAC 三个亚型，各亚型均有一中央塌陷骨折块；Ⅳ型为跟骨后关节面四部分及四部分以上的移位骨折，包括严重的粉碎性骨折。本病例按

Sanders 分型分为ⅡB 型。

在治疗上，跟骨骨折主要包括保守治疗和手术治疗，保守治疗主要有手法复位、石膏固定、牵引、加压包扎、弹力绷带包扎、理疗等方法。手术治疗主要包括钢针撬拨复位、关节融合、切开复位内固定、外固定支架及微创技术等方法。非手术治疗骨折可能导致严重的功能受限，然而某些危险因素使得手术风险太大，而微创技术在这些挑战性环境下有特殊功效。跗骨窦入路的微创切口，虽然手术暴露范围小，但是可以显露包括距下关节后关节面、跟骨头、腓骨长短肌、跟腓韧带、部分载距突及跟骨外侧壁等众多结构，有限的手术暴露可使术后伤口开裂和感染的可能性减小。其手术适应证包括：①软组织损伤严重的跟骨骨折；②多发伤及复合伤患者；③存在严重且难以控制的糖尿病、重度吸烟、免疫缺陷等切开复位禁忌证的患者；④简单类型的跟骨关节内骨折，如 Sanders Ⅱ 型或简单的 Sanders Ⅰ 型患者，可采用有限切口的切开复位内固定技术。

该病例为高处坠落伤，诊断为左跟骨骨折（Sanders Ⅱ型），影像学检查提示骨折明显移位，手术指征明确，局部消肿后在全麻下行跗骨窦入路的微创切口钢板内固定术。要注意在放跟骨板之前，用击锤锤击跟骨外侧壁，恢复跟骨宽度。此时应保持克氏针在维持正常的复位位置。它带来的额外收益是，跟骨体部的骨质缺损间隙消失，而不必植骨。有时板子大了或长了，可以用血管钳伸进螺钉孔内去折弯。术后早日进行功能锻炼，口服非甾体消炎药物如吲哚美辛片，预防距下关节炎、跟骰关节炎等并发症。

🏥 病例点评

该患者在伤后 1 天及时就诊，得到及时诊断和手术治疗，并取得良好疗效。

该患者跟骨骨折的 Sanders 分型为ⅡB型，对于 Sanders 分型Ⅱ、Ⅲ型的跟骨骨折采用跗骨窦入路的微创切口治疗均可取得良好疗效，因此患者采用了该种方案治疗。跗骨窦切口的优点主要有手术损伤小，软组织并发症低，对局部皮肤条件要求低，可以直视下很好地显露距下关节面等，但是需要医生有倒"L"形大切口的复位经验，同时有损伤腓肠神经的风险。总之，对于 SandersⅡ、Ⅲ型的跟骨骨折推荐使用跗骨窦入路的微创切口治疗，跟骨骨折的病例在临床上屡见不鲜，希望得到足踝外科医生的高度重视。

经跗骨窦跟骨微创骨折内固定术，由于切口较小，软组织剥离损伤范围小，因此术后恢复时间短，效果佳，建议足踝外科医生在适应证允许的情况下尽量采用微创手术。

（杨茂伟）

048
三角纤维软骨复合体损伤

病例介绍

（一）临床表现

患者，男，26 岁。

主诉：车祸外伤致左腕关节疼痛、肿胀 1 天。

现病史：患者于 1 天前车祸外伤伤及左腕关节，伤后疼痛、肿胀、活动受限，来我院急诊就诊。

专科查体：左腕关节尺侧肿胀，第三、第四掌骨基底处局部触痛，尺腕关节背侧及尺侧触痛明显，旋前可诱发疼痛，同时可闻及咔哒声，三角纤维软骨复合体（TFCC）挤压试验阳性。

（二）影像学检查

左手正斜位 X 线及左手 CT 三维重建（3D-CT）：左侧第三、第四掌骨近端骨折及钩骨骨折（图48.1、图48.2）。左腕关节MRI平扫：左侧第三、第四掌骨近端骨折及钩骨骨折，三角纤维软骨复合体损伤，关节积液（图48.3）。

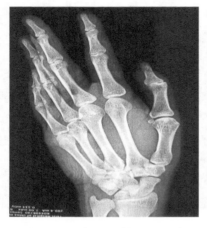 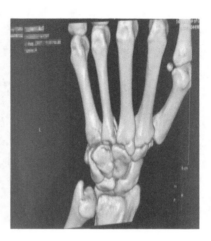

图48.1　左手正斜位X线片　　　　　图48.2　左手3D-CT

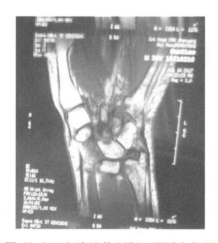

图48.3　左腕关节MRI：TFCC撕裂

（三）诊断

TFCC损伤，左侧第三、第四掌骨近端骨折及钩骨骨折。

（四）治疗概要

患者入院后予以消肿、镇痛、患肢制动等对症治疗。经治疗

1周后，肿胀逐渐好转，考虑患者年轻，症状明显，完善术前检查无明显手术禁忌证。向患者及其家属交代病情后，左手第三、第四掌骨给予保守治疗，予以腕关节镜下TFCC探查清理术（图48.4）。术后患肢长臂石膏固定3周，更改为短臂石膏固定3周，之后去除石膏固定后转入康复科康复治疗（图48.5）。

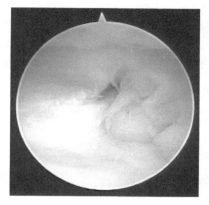 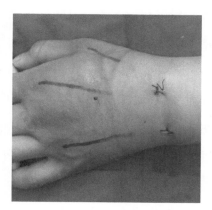

图48.4　术中镜下见TFCC　　　图48.5　术后切口情况
　　　　水平部破裂

（五）术后随访

术后3个月患者左腕关节功能恢复正常，腕尺侧无明显疼痛，旋转无明显疼痛及活动受限。复查左手正侧位X线显示骨折愈合。

病例分析

TFCC由腕尺侧侧副韧带、三角纤维软骨盘、掌侧和背侧桡尺韧带、半月板近似物、尺侧腕伸肌肌腱腱鞘共同构成，临床常见的三角纤维软骨盘是其中最薄弱也最容易发生损伤的部分。由于TFCC是腕部解剖学和生物学意义上的多种坚韧组织复合体，具有承受、传递和缓冲压力的作用，是维持腕关节尺侧稳定的重要结构之一。因此，TFCC 损伤的治疗，旨在恢复腕关节的功能，防止出现腕关节尺侧疼痛。

TFCC 损伤的诊断：急性损伤患者通常存在明确的腕背伸或者腕尺侧直接撞击的外伤史，临床症状主要有腕尺侧疼痛，腕无力，偶有腕关节弹响。体检时患者的肘部置于桌上，手指向天花板，前臂旋转中立位。急性 TFCC 损伤患者可有腕尺侧肿胀，TFCC 和尺骨远端区域有压痛点，腕部轴向加压尺偏可诱发疼痛，前臂被动旋转时常有弹响声。下尺桡关节（DRUJ）不稳表现为远端尺骨"琴键症"，尺骨头突出，提示 TFCC 的桡尺韧带部分有明显的撕裂损伤。诊断性检查包括 X 线片、腕关节 MRI 平扫及腕关节造影等。目前认为，腕关节镜是诊断 TFCC 损伤的金标准。

三角纤维复合体损伤分型：Palmer 根据损伤的病因及部位将 TFCC 损伤分为创伤性损伤（Ⅰ类）和退行性损伤（Ⅱ类）。Ⅰ类又分为 4 个亚型：ⅠA 型为 TFCC 水平部撕裂或穿孔，撕裂口通常呈前后方向纵行裂口，宽度多为 1～2mm，位于 TFCC 桡侧缘外侧 2～3mm，穿孔或撕裂处的内侧缘有增多的组织，偶尔有软骨瓣附着在裂口的掌侧缘；ⅠB 型为 TFCC 从尺骨远端止点处撕脱，伴或不伴有尺骨茎突基底部骨折；ⅠC 型为 TFCC 周边部撕裂，如 TFCC 从它在远端月骨或三角骨的附着点处撕脱；ⅠD 型为 TFCC 从桡骨的尺骨切迹远端附着处撕脱。Ⅱ类损伤分为 5 个亚型，ⅡA 型损伤主要是 TFCC 水平部远侧或（和）近侧软骨面的磨损，无穿孔；ⅡB 型损伤是 TFCC 水平部分有磨损，且伴有月骨的尺骨面或（和）尺骨头的桡侧面的磨损或软骨软化；ⅡC 型损伤是 TFCC 水平部分进一步退变后出现穿孔，孔的形状多为卵圆形，位于 TFCC 的乏血管区；ⅡD 型损伤为 TFCC 水平部分不仅有穿孔，而且月骨和尺骨头关节面有退行性改变，并有月三角韧带断裂等；ⅡE 型损

笔记

伤为尺骨撞击综合征的最后阶段，尺腕关节及 DRUJ 可见退行性改变，TFCC 水平部分通常缺如，月三角骨间韧带完全断裂。

TFCC 损伤的治疗时限：损伤 ≤3 个月，为急性损伤，直接缝合修复后握力及关节运动幅度可达健侧的 80% 以上；介于 3 ~ 12 个月之间，为亚急性损伤，直接缝合修复后也可愈合，但张力通常会有所衰减；≥12 个月，为慢性损伤，偶尔也可以修复，但效果不佳，可能与韧带断端回缩、纤维软骨创缘退变有关。

TFCC 损伤常见症状：腕关节乏力，无论是否负重，腕关节尺侧疼痛，有时为烧灼感，向背侧放射，但很少向掌侧放射。尺腕关节可有压痛，或背侧或掌侧或尺侧，或无压痛，依损伤所在而定。尺偏腕关节或旋转前臂可加剧疼痛，间或有咔哒声，可能是撕裂的软骨瓣所致。手指强力屈曲握物，也可诱发疼痛。被动尺偏腕关节给予轴向负荷，并旋前旋后腕关节，出现疼痛或捻发音者，称 TFCC 压迫试验阳性。

手术方式选择：ⅠA 型损伤暂时制动后，如效果不佳，关节镜下清除损伤组织是最佳的治疗方案。一般认为，组织清除不能超过 2/3，否则将导致桡尺关节不稳。ⅠB 型损伤通常采用关节镜下修复的方式。ⅠC 型损伤通常在关节镜下难以修复，但能通过清创的方式得到改善。ⅠD 型损伤的治疗存在一定的争议，有些医生认为只需清创，制动 6 周促进其愈合即可。有些医生采用细克氏针在桡骨制作骨道的方式，将 TFCC 重新固定在桡骨上，同时保持腕关节中立位制动 8 周。Ⅱ型的 TFCC 损伤多采用腕关节镜下清创结合尺骨短缩或尺骨远端薄饼式切除的手术方式。对于已确诊并保守治疗无效的 TFCC 损伤患者，手术是有效的治疗方式，但开放手术有较大的局限性，同时损伤较大，而腕关节镜下治疗 TFCC 损伤具有创伤小、疗效确切、功能恢复快等优势，是目前诊治 TFCC

损伤的金标准，并且腕关节镜是目前诊断 TFCC 病变最准确的方法，而在诊断的同时可以直接进行治疗。该患者术中所见考虑 ⅠA 型损伤，予以腕关节镜下探查清理术。手术切口仅为两个小于 1 cm 的切口。

病例点评

腕关节镜技术，虽然早在 1979 年就有介绍，但直到 20 世纪 80 年代中期才逐渐成为一种可被接受的诊断方法。现在，随着操作技术及制作工艺的不断改进与提高，腕关节镜不仅是一种诊断方法，而且还是一种治疗手段。

TFCC 损伤为腕尺侧疼痛的常见原因，既往对于疾病的诊断和治疗，缺少行之有效的方法，使许多患者饱受病痛的困扰。随着腕关节镜的发展，TFCC 损伤的诊断和治疗得到了很大提高。

TFCC 损伤的治疗，包括保守治疗及腕关节镜手术治疗。对于外伤首次出现症状的患者，可考虑长臂石膏固定 3 周后改为短臂石膏固定 3 周的保守治疗方式。制动是治疗急性 TFCC 撕裂患者的有效方式，应予以制动 6 周，以促进愈合。中央区撕裂虽然可能不会愈合，但临床上可以没有症状。对于保守治疗效果不佳，腕关节反复疼痛的患者，可能需要考虑腕关节镜手术治疗。根据 TFCC 损伤的不同分型选择清理及修复的不同手术治疗方式。

腕关节镜改变了 TFCC 损伤治疗的现状及结果。目前腕关节镜技术是诊断 TFCC 损伤的金标准，不仅能迅速明确诊断，还能同时进行治疗，缓解腕尺侧疼痛，改善、恢复患者的腕关节活动功能。

（李 杰）

复杂开放性手外伤

📋 病例介绍

（一）临床表现

患者，男，64 岁。

主诉： 重物砸伤左手后疼痛、肿胀、流血、畸形 8 小时。

专科查体： 患者神清语明，一般状态可，查体合作，左手桡侧软组织多发碾挫伤，多处皮肤裂伤，污染严重，左示指软组织瓣剥脱，指骨及伸屈肌腱外露，大鱼际桡侧塌陷，可触及骨擦感。左前臂远端肿胀、畸形、活动受限，骨擦感明显。

（二）影像学检查

左手 X 线：软组织肿胀、异物，左侧第一掌骨及示指远端指骨

笔记

315

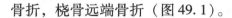

骨折，桡骨远端骨折（图49.1）。

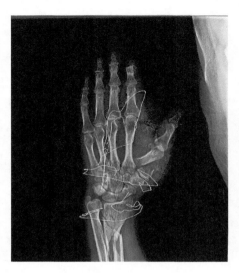

图49.1　左手X线片

（三）诊断

左手开放性外伤，左侧第一掌骨及示指远端指骨骨折，桡骨远端骨折。

（四）治疗概要

急诊给予简易止血处置，破伤风抗毒素注射，完善术前检查后急诊手术，臂丛麻醉下大量双氧水、碘伏、生理盐水刷洗，探查见左侧示指远端指骨游离骨折块毁损严重，给予截除，指伸屈肌腱基本保持完整，显微镜下探查左示指桡侧固有动脉搏动可，固有神经完整，尺侧血管神经束捻搓严重，再植条件极差，给予血管结扎。示指游离软组织瓣周边可见鲜红色血液渗出，血运可，包绕指骨给予缝合。显露第一掌骨骨折端，于远端逆行交叉旋入两枚克氏针，直视复位骨折端后顺行穿入近端骨折块，保持第一掌骨于功能位，桡侧穿入克氏针分别穿入第一、第二掌骨固定（图49.2）。左前臂肿胀严重，皮肤条件差，给予石膏固定后二期桡骨骨折内固定治疗。术后给予抗生素，消肿对症治疗。

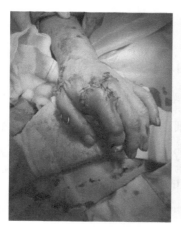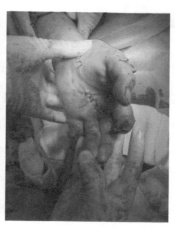

图 49.2　清创缝合及内固定术后，食指软组织瓣皮温、皮色可

（五）术后随访

术后 6 周复查，掌骨骨折端对位可，骨折线模糊（图 49.3）。给予拆除内固定钢针，开始主动、被动功能锻炼，后手部功能恢复良好。

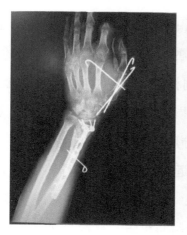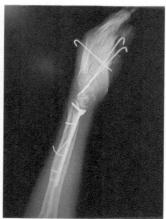

图 49.3　术后 6 周复查 X 线片

病例分析

随着工农业生产机械的应用日益广泛，手外伤也成为一种常见的多发外伤。手位于上肢的最远端，上肢的功能就集中表现在手部，手部解剖复杂，组织结构精细，一旦受伤如诊治不佳，将对其功能产生较大影响，降低生活及劳动质量，而且也不利于美观及社交。早期准确处置是手外伤治疗的关键，直接关系到术后功能恢复。手外伤的主要原因有刺伤、切割伤、钝器伤、挤压伤和火器伤等。及时全面的外科处置是处理手外伤的主要环节，也是今后再次处理的基础，应注意早期彻底清创，防止伤口感染；尽量修复损伤的组织，最大限度地保留手的功能。

手外伤诊治主要分为以下几方面：

1. 皮肤损伤：手部的皮肤在掌侧和背侧不同。手掌皮肤与掌腱膜，指骨及腱鞘脂肪组织之间有很多的间隔紧密相连，故掌侧皮肤缺少移动性。一旦皮肤缺损，则很难用局部皮瓣转移修复。手背皮肤松弛，富有弹性，在发生皮肤缺损时可局部转移皮瓣修复创面。

手掌部有 3 条横纹，即远侧横纹、掌中横纹、近侧横纹。其中，远侧横纹和掌中横纹合称掌指横纹，对应于掌指关节，便于手指和手掌的活动。近侧横纹便于拇指的对掌对指活动。

手指掌侧的横纹有 3 处，即近节指横纹、中节指横纹、远节指横纹。其中，中节指横纹为两条。3 处指横纹分别对应手指的近、中、远指间关节。指横纹下方无脂肪组织，直接与肌腱腱鞘相连，故此处发生切割伤，容易造成肌腱断裂，该部感染后，感染容易侵入腱鞘并蔓延。

皮肤损伤检查应注意以下几点。①了解创口的部位和性质：根

笔记

据局部解剖关系，初步推测皮下各种重要组织如肌腱、神经、血管等损伤的可能性。②皮肤缺损的估计：创口皮肤是否有缺损，缺损范围大小，能否直接缝合和直接缝合后是否会影响伤口愈合。③皮肤活力的判断：损伤的性质是影响损伤皮肤活力的重要因素，如切割伤，皮肤边缘活力好，创口易于愈合；碾压伤，可致皮肤广泛撕脱，特别是皮肤剥脱伤，皮肤表面完整，而皮肤与其下组织呈潜行分离，皮肤与其基底部的血循环中断，严重影响皮肤的存活，应予以高度重视。皮肤活力可通过以下情况判断。①皮肤的颜色与温度：如与周围一致，则白色活力正常，如损伤局部苍白，青紫色且冰凉者，表示活力不良。②毛细血管回流试验：按压皮肤表面时，皮色变白，放开按压的手指后，皮色很快恢复红色者，表示活力良好，皮色恢复缓慢，甚至不恢复者，则活力不良或无活力。③皮瓣的形状和大小：舌状皮瓣和双蒂桥状皮瓣活力良好，分叶状或多角状皮瓣，其远端部分活力常较差，缝合后其尖端部分容易发生坏死。

2. 肌腱损伤：检查指深肌腱功能，固定伤指中节，让患者主动屈远侧指间关节，若不能屈曲则为指深屈肌腱断伤。检查指浅肌腱功能，固定除被检查的伤指外的其他三个手指，让患者主动屈曲近侧指间关节，若不能屈曲则为指浅屈肌腱断裂。当指深、浅屈肌腱均断裂时，则该指两指间关节不能屈曲。检查拇长屈肌腱功能，则固定拇指近节，让患者主动屈曲指间关节。蚓状肌和骨间肌具有屈曲手指掌指关节的功能，屈指肌腱断裂不影响掌指关节的屈曲，应予以注意。肌腱的愈合机制有内源和外源途径，多数病例中两种愈合方式并存，缝合肌腱时需要注意：把握好修复时机，注意无创技术，选用良好缝合方法和缝合材料，缝接处尽量光整平滑，减少缝线、线结外露，争取同期修复，鞘管区的切割伤争取同时修复屈指浅深肌腱和腱鞘，采用防粘连屏障物。术后早期功能锻炼。

3. 血管神经损伤：①血管损伤，首先要了解手部主要血管有无损伤、损伤的性质和程度，可以通过手指的皮温、皮色、血管搏动和毛细血管回流试验来判断。动脉损伤表现为皮肤苍白，温度低，指腹干瘪，回流慢，搏动消失。静脉损伤表现为皮肤青紫、肿胀，动脉搏动良好。手部血管丰富，有掌浅弓和深弓、指固有动脉和指背动脉等双重供血，单一的尺动脉或桡动脉损伤或者指动脉的其中一条损伤均不会对手部软组织的存活造成威胁，但如果条件允许，应尽量全部吻合，保障血液充足供应，防止剧烈运动或天气寒冷时手部远端麻木、疼痛。②神经损伤：手部感觉和运动功能主要由来自尺神经、桡神经及正中神经支配，神经损伤主要表现为手部感觉和手内在肌功能障碍。正中神经损伤表现为手掌桡侧半、拇指、示指、中指及环指桡侧半近侧指间关节以远的感觉障碍，拇指对掌功能障碍。尺神经损伤表现为手部尺侧、环指尺侧和小指感觉障碍，爪型手畸形，Froment 征阳性。桡神经因腕部以远无运动支，主要表现为手部桡侧及桡侧 3 个半手指近侧指间关节近端感觉障碍。

4. 骨与关节损伤：该损伤具有以下特点。①骨质小，关节多，解剖比较复杂。②手的活动要求灵活、精细、复杂，功能十分重要。③手部骨折复位容易而固定难。手指比较细小，容易抓捏、牵引、做手部复位。但由于指骨上有很多肌肉附着点，复位后由于肌肉的牵拉，又很容易移位。④手部骨关节损伤容易发生肌腱粘连、关节僵直及畸形愈合。手部一旦骨折，形成瘢痕、血肿肌化等，加上关节多，骨折就在关节附近，容易造成关节损伤，最后造成屈曲畸形或伸直位畸形。⑤骨折处理不当会给手的功能带来很大影响。如固定范围过大、打石膏范围过大、时间过长都会造成关节的广泛粘连而影响功能。骨与关节操作应注意以下复位固定原则。①早期复位：24 小时之内，韧带、关节尚未僵直，挛缩前复位、固定，为下一步愈合创造有利条件。②解剖复位：严禁成角、移位、短缩及旋转，间隙不能过大。手因其功能精细、复杂而要求解剖复位，既不能有成角、移位、短缩畸形、旋转畸形，也不能产生间隙。③牢固的固定：固定可靠，维持解剖复位。手部肌腱、肌肉的止点众多，在肌肉肌腱的牵拉下如果固定不牢固，就容易重新移位。固定器材各有利弊，固定的时候一定要考虑各自的特点进行牢固的固定。④恢复功能：尽早开始功能锻炼。

📋 病例点评

　　该患者为重物砸伤所致复杂开放性手外伤，急诊影像学检查明确诊断，急诊手术行残端修正及拇指骨折内固定治疗，措施及时得当，术后功能恢复较好。

　　该患者伤处污染严重，如不及时准确处理，术后难免发生局部感染。术中大量冲洗、彻底清创是减少术后感染机会的重要环节之一，应使用大量生理盐水及碘伏、双氧水冲洗伤口，去除异物及坏死组织，减少失活及严重污染组织，降低术后感染概率。清创应有一定操作顺序，可按方向、按层次、按组织进行，避免反复无序清创，造成组织重复污染；熟悉局部解剖，避免损伤健全组织；判断组织创伤程度，尽量控制清创范围。

　　本病例术中显微镜下探查血管神经，保证一侧完整的指固有动脉搏动良好，剥离软组织瓣皮缘边界可见鲜红色血液渗出，血运有保证，给予修整缝合，术后顺利愈合。对皮瓣活力的判断可通过长宽比例、撕脱方向、边缘毛细血管反应、点状新鲜出血试验等综合判断，可决定损伤的皮缘是否可以保存，再根据伤口的具体情况，采取直接缝合或皮肤移植等方法闭合伤口。

手外伤术后的功能康复是治疗中非常重要的一环，外固定范围应在保证固定效果下尽量缩小，避免长时间制动后关节功能受限。肌腱损伤可在伤后早期即开始被动屈伸锻炼，然后逐渐增加主动训练，避免肌腱和关节长期制动后粘连，影响功能。

（梁　栋）

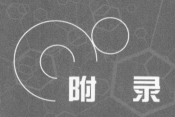

附 录

中国医科大学附属第一医院简介

中国医科大学附属第一医院（以下简称中国医大一院）是一所大型综合性三级甲等医院，也是一所具有光荣革命传统的医院。

医院的前身可以追溯到同时创建于1908年10月的福建长汀福音医院（原亚盛顿医馆）和沈阳南满洲铁道株式会社奉天医院。医院早期成长与中国共产党领导的革命进程紧密相连。1948年沈阳解放，医院接收了原国立沈阳医学院（前身为南满洲铁道株式会社奉天医院）。

1995年年初，医院首创"以病人为中心"的服务理念，提出了一系列的创新与发展举措，成果引起国内外医疗界的瞩目，得到了中央领导肯定和同行的赞誉。医院的改革经验被推向了全国，对我国的医疗改革和医院管理产生了划时代的深远影响。

如今的中国医大一院以人才实力和技术优势，发展成为国内外知名的区域性疑难急重症诊治中心。作为辽宁省疑难急重症诊治中心，同时也是国家卫生健康委员会指定的东北唯一的国家级应急医疗救援中心和初级创伤救治中心，医院在抗击非典、抗击手足口病、防治流感、抗震救灾等重大突发事件中做出了突出贡献，受到国家和世界卫生组织的肯定和表彰。

2014年年初，新一届领导班子进一步明确了医院的功能定位：以创建国家级区域医疗中心为目标，以改革为动力，围绕发展高新技术，推动学科发展，加强医院信息化建设，使门诊流程更为规范，改善患者就医体验，积极践行公立大医院的社会责任。

医院现建筑面积33.5万平方米，编制床位2249张，现有职工4350人，其中有中国工程院院士1人，教育部长江学者特聘教授3人，教授、副教授级专家545人，中华医学会专科分会主委（含名誉、前任、候任）9人，副主任委员5人。国家重点学科4个，国家重点培育学科1个，卫健委国家临床重点专科建设项目22个，荣获国家科技进步奖9项。医院全年门急诊量约342万人次，出院15万人次，手术服务量7万例，平均住院日8.19天。

2018年发布的复旦版《2017年度中国医院排行榜》中，医院综合排名全国第12名，连续9年位居东北地区第1名。

近年来，医院荣获全国文明单位、全国精神文明建设先进单位、全国卫生系统先进集体、全国文明示范医院、全国百佳医院、全国百姓放心示范医院、全国医院文化建设先进集体、全国医院有突出贡献先进集体等称号。

　　1941 年，毛泽东同志在延安为中国医大 14 期学员题词"救死扶伤，实行革命的人道主义"。它成为一代又一代中国医大一院人为之不懈奋斗的座右铭。传承百年，心系百姓，今天的中国医大一院正承载着辉煌的历史，沿着既定的航向，为建设国内一流医院的目标而努力奋斗！

笔记

中国医科大学附属第一医院骨科简介

　　中国医科大学附属第一医院骨科是国家临床重点专科建设项目单位、国家工信部和卫计委首批骨科手术机器人应用中心创建单位、辽宁省高等院校重点学科、辽宁省脊柱外科疾病诊治中心、辽宁省运动医学医疗中心、辽宁省骨科与运动康复临床医学研究中心。科室现有医护人员 90 余人，其中教授 14 人，副教授 9 人，中青年医师基本实现博士化。骨科已形成以脊柱外科、创伤外科、关节外科、骨肿瘤外科、足踝外科及运动医学科为主体的专业格局。其中颈椎疾患治疗、脊柱畸形矫形、关节周围骨折治疗、髋膝关节翻修等均达到国内先进水平。科室每年门诊量 10 万多人次，收治病患 4600 余名，手术 4100 余例。